Die Autoren,
Dragan Manzano und Helmut Derlet, beschäftigen sich seit Jahren mit dem Thema Gesundheit und Ernährung. Seit mehreren Jahren veranstalten Sie Seminare zu diesem komplexen Themenbereich in Deutschland und Österreich.

Dragan Manzano
Helmut Derlet

GESUNDHEIT

Wunsch und Wirklichkeit

©PROLIFE EDITION ☺
Business Point Media 2000

Die Deutsche Bibliothek – CIP-Einheitsaufnahme

Manzano, Dragan:
Gesundheit - Wunsch und Wirklichkeit: : Praxiswissen zur Erhaltung Ihrer Gesundheit / Dragan Manzano; Helmut Derlet.
Fellbach : BusinessPoint MEDIA, 2000
(Prolife-Edition)
ISBN 3-934945-03-1

Erstausgabe Februar 2001
BusinessPoint Media
Hermann-Löns-Weg 4-6
D-70736 Fellbach
www.businesspoint.de

Autor:	Dragan Manzano
Co-Autor:	Helmut Derlet
Layout & Cover:	Dragan Manzano
Lektorat:	Reinhard Hudzik
Satz & Druck:	BusinessPoint dp-Service, Fellbach

Printed in Germany

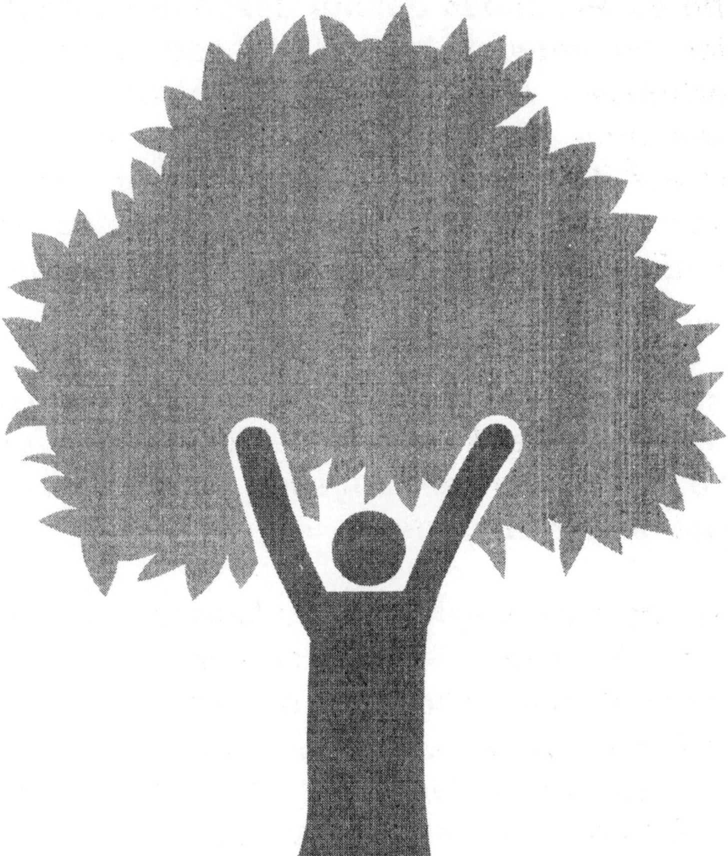

„Ein Baum ist nur so stark wie seine Wurzeln!"

Danksagung

Wenn es Menschen gelingt besondere Fähigkeiten zu entwickeln und Höchstleistungen zu erbringen, so ist dies zumeist nicht nur auf Grund Ihrer eigenen Leistung, sondern basiert auf der Summe der Erfahrungen, Anregungen, Lehrinhalten von Anderen, sowie dem Einfluss von „Mentoren“ in ihrem Umfeld.

An dieser Stelle möchte ich mich herzlich bei all denen bedanken, welche ich das Glück hatte in meinen vergangenen Lebensjahren kennenlernen zu dürfen.

Besonders zu erwähnen sind Monika Fischer-Sturm, die meine Stärken erkannte, förderte und somit mein Leben grundlegend veränderte. Michael Kann, der mir die entscheidenden kaufmännischen Grundkenntnisse mit auf den Weg gab und nicht zu vergessen meinen Freund Helmut Derlet, der mich in meiner spirituellen Entwicklung entscheidend prägte.

Meinen besonderen Dank verdient jedoch meine liebe Frau Rosi, die stets eine Kraftquelle für meine Unternehmungen ist ...

Inhaltsverzeichnis:

Auf ein Wort mit Dragan Manzano

Ich lernte als 20-jähriger die klassische französische Küche bei einem phantastischen Lehrmeister, einem Elsässer Namens Marcel Schammé. Im Verlauf meiner Ausbildung wurde die diätetische Küche mein Thema.

Spezielle Nahrungsmittelkombinationen und krankheitsspezifische Rezepturen interessierten mich immer mehr und ich stellte mit der Zeit fest, dass Menschen aufgrund von ernährungsbedingten Fehlern und mangelhafter Ernährung gesundheitliche Probleme bekamen.

Die möglichen Zusammenhänge zwischen Vitalstoffmangel und Krankheiten faszinierten mich.

Als meine Frau Rosi 1991 an einer unbekannten Virusinfektion schwer erkrankte und über ein Jahr lang mit kortisonhaltigen Medikamenten behandelt wurde, nahm das Schicksal seinen Lauf. Aus meiner schlanken und lebensfrohen jungen Frau wurde binnen kürzester Zeit ein übergewichtiger, unglücklicher Mensch. Rosi nahm über 50 Kilo zu, ihre Psyche veränderte sich mit jedem Gramm welches Sie zunahm zum Negativen. All ihre Bemühungen, Gewicht zu reduzieren und ihre Gesundheit sowie ihre Psyche wiederherzustellen, schlugen fehl. Bis sie eines Tages mit einem amerikanischen Diätprogramm begann, welches auf einer einfachen, aber sehr wirkungsvollen Theorie basierte. „Reduzierung von Kalorien, ein mit Vitalstoffen angereicherter Milchshake als Mahlzeitersatz und Nährstoffkomprimate zur Versorgung mit Faserstoffen, Antioxidant-Vitaminen und pflanzlichen Vitalstoffen.

Mit diesem Programm gelang es ihr über 20 Kilo abzunehmen. Ihre Psyche veränderte sich abermals, diesmal zum Positiven.

Ihr Lebensmut, ihre körperliche und geistige Vitalität kamen wieder. Dieses Programm war es, das mich in den Bann von Vitalstoff-Präparaten zog.

Ich beschäftigte mich bis dato mit der klassischen Ernährungslehre, Vitalstoffe aus der „normalen Nahrung“, Umstellung des Essverhaltens usw.

Aber plötzlich galten meine alten Werte nicht mehr. Ich lernte immer mehr Menschen kennen, besonders bei meinen Aufenthalten in Amerika, die Phantastisches zu berichten hatten, deren Gesundheit durch die Zufuhr von Vitalstoffen sich binnen weniger Wochen wesentlich verbessert hatte.

Einige berichteten von für mich damals unglaublichen Genesungen bei Herz-Kreislauf-Erkrankungen, Magen-Darm-Erkrankungen, der Krebsnachsorge usw.

Die Erfahrungsberichte motivierten mich, eigene Forschungen zu betreiben. Seit Jahren litt ich unter häufigem Nasenbluten, kalten Händen und Füßen, sowie Schlafstörungen.

Ich beschloss, einfach einmal selbst zu testen, ob es möglich sei, diese „Krankheiten" zu besiegen und somit mehr Lebensqualität zu erreichen.

In der Tat, nachdem ich etwa sechs Monate lang Vitamin- und Mineralstoffpräparate zu mir genommen hatte, insbesondere Vitamin C, haben die Symptome abgenommen.

Heute gehören diese Erscheinungen nicht mehr zu meinem Leben und ich werde nie mehr auf meine tägliche Vitalstoffzufuhr verzichten.

Mit diesen Erfahrungen im Herzen konnte ich nicht anders, als anderen Menschen dabei zu helfen, ähnliches Glück zu finden.

Ich bildete mich weiter, las Bücher, wissenschaftliche Studien, besuchte Seminare und erlangte mit den Jahren immer mehr Wissen über die positive Wirkung von Vitalstoffen im menschlichen Organismus.

In diesem Buch möchte ich mein Wissen, das Wissen meines Freundes Helmut Derlet und unsere Erfahrungen mit Ihnen teilen, damit auch Sie den Weg des gesunden Altwerdens mit uns gehen können. Helfen sie uns, diese Informationen jedem zugänglich zu machen.

Ihr
Dragan Manzano

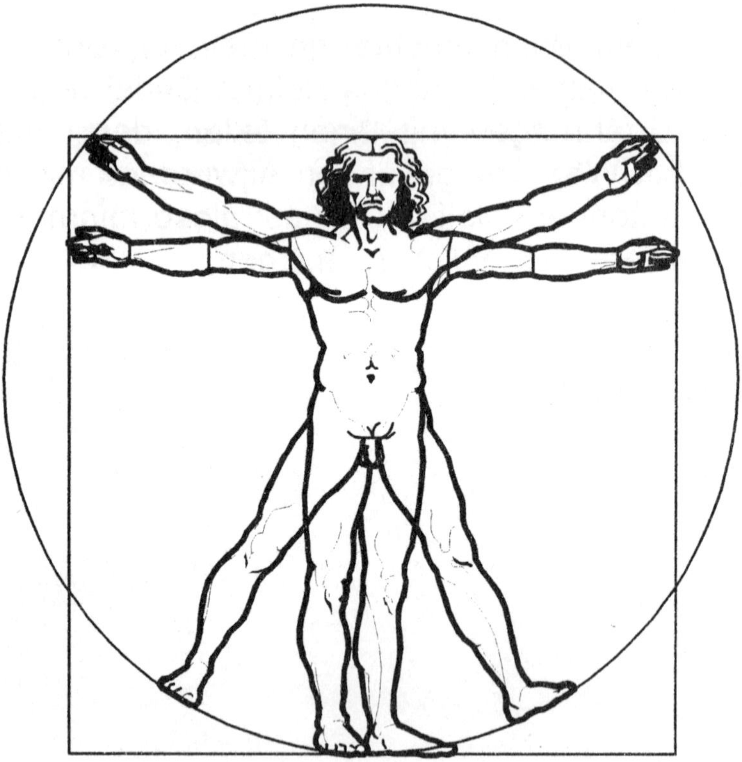

„Gesundheit – Ihr Geburtsrecht!"

Auf ein Wort mit Helmut Derlet

Die Tatsache, dass ich an diesem Buch mitwirken und mitschreiben darf, hat mich mit tiefer Freude erfüllt. Ich bedanke mich bei meinem Freund und Weggefährten Dragan Manzano, der mich jetzt doch schon einige Zeit durch diese Inkarnation begleitet. Er gibt mir die Möglichkeit, meine Gedanken in diesem Buch zum Ausdruck zu bringen, um anderen Personen, die durch Krankheit aus dem Gleichgewicht gekommen sind, den Weg zu zeigen. Damit sie, durch die Kraft ihrer körpereigenen Selbstheilungskräfte, den eigenen Weg zur Gesundheit finden.

Schon als kleines Kind hatte ich die Gelegenheit, eine außergewöhnliche Körper-Erfahrung zu machen. Ich hatte als Vierjähriger eine starke Lungenentzündung. Dieser Umstand löste in meinem Körper ein hohes Fieber aus, das meine Seele dazu veranlasste, aus dem Körper auszusteigen. Ich schwebte in meinem Kinderzimmer an der Decke und sah meinen Körper auf dem Bett liegen. Draußen war es Winter. Die Landschaft war tief verschneit. Auch das konnte ich sehen, obwohl ich in diesem Raum war, immer noch an der Decke schwebend. Meine Mutter saß an meinem Bett und weinte. Jetzt kam mein Vater mit einem Arzt. Er schimpfte mit ihm, weil er eineinhalb Tage auf sich warten lies. Der Arzt begann sofort zu handeln. Er zog eine

Spritze auf und gab sie mir in den Po. Ich spürte ein tiefes Gefühl der Freude in mir. Dieses Gefühl hatte ich aber nicht in meinem Körper, sondern in meiner Seele, die immer noch dort oben an der Decke war. Licht hat mich umgeben in einer solchen Schönheit, dass mir die Worte fehlen, es hier zu beschreiben.

Der Augenblick, als der Arzt seine Nadel aus meinem Po zog, unterbrach meine Freude und ich war wieder in meinem Körper. Dort war es nicht so schön, wie oben an der Decke. Auch sah ich das wunderschöne Licht nicht mehr. Ich hörte eine Stimme die mir sagte: Du musst hier bleiben. Ich bin mir nicht im Klaren, wer die Entscheidung getroffen hat. Tatsache ist aber, es war richtig, sich für dieses Leben zu entscheiden. Diese Gefühle, die ich in jener Nacht durchlebte, haben mein ganzes Leben geprägt und mich bis heute begleitet. Ein Gefühl der Angst vor dem Sterben hatte ich seither nie wieder. Denn mir ist durch dieses Erlebnis, zwar erst viele Jahre danach, bewusst geworden – es gibt ein Leben nach dem Leben.

Meine Kindheit verlief sehr turbulent. Ich musste in die Schule gehen, wie alle Kinder, nur ich habe die Schule nicht gemocht. Um nicht zu sagen, gehasst. Es war für mich ein Horror. Und so waren auch die Ergebnisse. Eines Tages, es war so kurz vor Weihnachten, kam mein Lehrer zu mir nach Hause. Er eröffnete meinem Vater, dass ich ein sehr schlechter Schüler bin und mit großer Wahrscheinlichkeit nicht in die dritte Klasse versetzt werde. Ich wusste, was passieren wird, wenn der Lehrer weg ist. Mein Vater wird mir eine seiner Predigten halten und ich werde auch Prügel kassieren. Genau so ist es gekommen. Die Predigt war etwas kürzer, dafür die Prügel etwas intensiver. Ferner bekam ich Hausarrest und ich musste täglich lernen.

Um die Weihnachtszeit, als meine Vater mehr Zuhause war, musste ich ihm vorlesen. Zu Weihnachten bekam ich dann von meinem älteren Bruder ein Buch. Hieraus sollte ich meinem Vater vorlesen. Jedoch sind alle Versuche, aus diesem Buch zu lesen, gescheitert. Es hagelte Ohrfeigen. Tränen rollten über meine Wangen. Mein Vater verlor die Geduld und ging. Er gab mir jedoch die Aufgabe, bis zum Abend eine dieser Geschichten fließend lesen zu können. Sollte ich das nicht können, wird es wieder Schläge geben. Es war die Lebensgeschichte von Albert Einstein, die er mir auftrug. Zum damaligen Zeitpunkt wusste ich noch nicht, was jetzt mit mir geschehen wird. Meine Mutter übte mit mir, indem sie mir vorgelesen hat, und zwar Zeile für Zeile und ich habe nachgelesen.
Die Geschichte von Albert Einstein hat mich tief beeindruckt, da er ein Genie war, aber als schlechter Schüler von einer höheren Schule

flog, weil er angeblich dumm war. Ich habe damals im Stillen für mich gedacht: Na ja, da haben wir ja etwas gemeinsam – ich habe also noch alle Chancen, auch ein Genie zu werden - wenn er es geschafft hat – warum nicht auch ich. Und so wurde aus der chaotischen Situation eines der wichtigsten Schlüsselerlebnisse meines damals noch so jungen Lebens.

In der Geschichte wurde beschrieben, wie er zum Mathematikgenie wurde. Er saß eines Tages wieder einmal über seinen Hausaufgaben auf der Terrasse seines Elternhauses. Er schaute auf das Schulheft, in welches er eine Rechenaufgabe aus seinem Mathematikbuch übertragen hatte. Eine Lösung war jedoch in weiter Ferne, da er die Aufgabe nicht verstand. Sie war für ihn undurchschaubar. Und so schloss er einfach die Augen und blinzelte in die Sonne. Seine Augen waren fast geschlossen. Durch den kleinen Spalt seiner Augenlieder zwängten sich vereinzelte Sonnenstrahlen. Und so begann er seine Phantasie mit diesen Sonnenstrahlen spielen zu lassen. Er stellte sich vor, er würde auf einem der Strahlen nach oben klettern. Immer weiter der Sonne entgegen. Es machte ihm richtig Spaß, diese Phantasiereise mit Leben zu erfüllen. Er war begeistert von der Idee und gleichzeitig dem realen Erlebnis. Sein Tagtraum wurde jäh unterbrochen, als seine Mutter auf die Terrasse kam und ihn durch einen „Rempler“ am

Arm auf den Boden der Erde zurück holte. „Träumst du schon wieder, du sollst doch deine Aufgaben machen,“ fuhr die Mutter ihn an. Es hat ihn richtig erschreckt – er schaute auf sein Aufgabenheft und hatte sofort eine Lösung. Und zwar in einem absolut präzisen Bild. Dies war schon zum wiederholten Male geschehen. Immer nach seinen Träumen konnte er in Lösungen denken.

Was war geschehen? Seine rechte und linke Gehirnhälfte haben sich durch diese Phantasiegeschichten zusammen geschaltet. Er konnte so in Lösungen denken und wurde zum Genie.

Meine Mutter musste immer wieder einmal gehen, um die Gäste zu bedienen, da wir eine Gaststätte hatten. Während dieser Zeit habe ich über das Gelesene nachgedacht. Ich kam zu dem Schluss, dass ich auch in die Sonne schauen würde um auf einem Strahl nach oben zu klettern. Nur, es schien keine Sonne. Und so schloss ich einfach die Augen und stellte es mir vor. Ich fand richtig Gefallen daran. Ich dachte, wenn das hilft, dann wirst du nur noch auf Sonnenstrahlen klettern. Als meine Mutter wieder zu mir kam und auch mich aus meinem Traum riss, öffnete ich die Augen und schaute sie verängstigt an. Meine Mutter sagte mit liebevoller Stimme, in ihrem typisch schwäbischen Dialekt: „Komm Bua, wir müsse lese“. Ich schaute auf das Blatt und war selbst von mir überrascht, wie gut ich lesen konnte. Bis zu diesem Zeitpunkt hatte ich noch nie ein solch klares Bild der inneren Zufriedenheit und Sicherheit in mir. Ich habe gelesen, als hätte ich noch nie etwas anderes im Leben gemacht. Meine Mutter lobte mich.

Dieses Erlebnis hat mein ganzes Leben ins Positive verändert. Ich konnte auf einmal die Dinge in der Schule ganz leicht verstehen. Auf meinem täglichen Schulweg von vier Kilometern hatte ich genug Zeit, mir eine oder mehrere Phantasiegeschichten auszudenken. Wenn ich dies einmal vergaß, kam sofort die Quittung im Unterricht. Ich habe nichts verstanden. Ich machte es zu meiner täglichen Einrichtung und wurde so zum guten Schüler. Meine Lehrer waren mit mir zufrieden – und ich mit mir auch. Das hat mein ganzes Leben bis zum heutigen Zeitpunkt begleitet. Ich habe es später ausgebaut zur Meditation und konnte nicht nur mir damit helfen, sondern vielen, vielen anderen Menschen. Vor allem Kindern. Ich habe aus Hilfsschülern mit dieser Methode Realschüler und Gymnasiasten gemacht. Dies hat nicht nur mir geholfen, sondern es war mein Beitrag zum Ganzen und damit zur Schöpfungsgeschichte.

Wenn ich heute zurück schaue auf meine Jugend und mein Leben, dann würde ich sagen: Ich möchte keines meiner Erlebnisse missen. Alle habe mich geprägt. Und alle waren wichtig für mich. Mittlerweile habe ich erkannt, was der Sinn des Lebens ist, denn es ist nicht mehr und nicht weniger als die bloße Feststellung: Erfülle den Augenblick und lebe, damit wir am Ende unserer Tage auf eine Reihe erfüllter Augenblicke zurück schauen können und uns sagen können: Genau so würde ich es wieder machen.

Das ganze 08/15–Denken, das wir so an den Tag legen, hat mich nie erfüllt. Ich wollte immer mehr wissen. Nach dem Willen meines Vaters musste ich Kfz-Mechaniker lernen. Denn er sagte: Autos wird es immer geben, da hast du eine Zukunft. Das hat mich jedoch nie erfüllt. So ging ich nach meiner Lehre zur Bundeswehr. Nach einer kurzen Zeit als LKW-Fahrer, ging ich in den Verkauf. Während der ganzen Zeit habe ich immer Bücher mit psychologischem Hintergrund gelesen. Durch diese Lektüre kam ich irgendwann auf Hypnose. Diese Bücher haben mich allesamt fasziniert. Ich habe sie gelesen oder besser gesagt, ich habe sie verschlungen.
Mein bewegtes Leben kam erst durch die Heirat mit Brigitte in ein ruhigeres Fahrwasser. Ich habe von ihr viel gelernt. Sie hat mit mir jedoch kein glückliches Leben geführt. So habe ich mich 1996 von ihr getrennt, damit sie das Glück findet, auf dessen Suche sie immer war, und nach meinem Dafürhalten noch immer ist. Ich wünsche ihr alles Glück der Erde.

Lassen Sie mich nochmals auf einen früheren Lebensabschnitt zurück kommen. Es hat mich tief bewegt, wie meine Mutter, aber auch schon vorher mein Vater, das Leben beendet haben. Beide führten ein Leben voller gesundheitlicher Gebrechen, an deren Ende letztlich der Tod eine Erlösung war. So möchte und werde ich auf keinen Fall enden.

Ich habe mich immer mehr mit den Geheimnissen des Lebens beschäftigt. So ließ ich mich von Prof. Kurt Tepperwein zum Reinkarnationstherapeuten und Diplom-Mentaltrainer ausbilden. Von Herrn Dorn aus dem Allgäu, habe ich die Methode gelernt, wie man auf sanfte Weise den Leuten Heilung durch die Wirbelsäule erfahren lässt.

Diese Methode ist sehr wirkungsvoll und man spürt sehr schnell Erfolg. Man muss die Person jedoch dazu anfassen. Da dies in Deutschland jedoch nur einem Arzt oder Heilpraktiker erlaubt ist, machte ich die Heilpraktiker-Prüfung.

Bei Dr. Lobsang Wangyal aus Tibet habe ich einige Vorlesungen über alternative Heilmethoden belegt. Diese haben mir sehr geholfen, die komplexen Vorgänge zwischen Körper, Geist und Seele zu verstehen.

Die wichtigste Erkenntnis für mich ist, dass kein Chirurg mit dem Skalpell, kein Arzt mit Pharmazeutika, kein Therapeut oder Heilpraktiker die Selbstheilungskräfte der Seele übertreffen kann. Wenn es uns gelingt, dem geistigen Riesen, der in jedem von uns wohnt, die Bilder von Gesundheit zu suggerieren, dann kommen wir aus den tiefen Tälern des Lebens und des Leidens auf eine Ebene von Glück, Zufriedenheit und Gesundheit. Wenn wir noch zur richtigen Nahrung die entsprechenden Vitamine und Mineralstoffe unserem Körper zuführen, dann ist nichts unmöglich. „Passieren in deinem Leben keine Wunder, dann machst du etwas falsch", war eine der wichtigen Erkenntnisse, die ich von Dr. Lobsang Wangyal mitgenommen habe.

Durch meine Erkenntnisse und mein Wissen, konnte ich mir Selbst und vielen Menschen helfen. Ich konnte sie begleiten auf den Weg von Leiden und Krankheit zur Gesundheit. Einige durfte ich auch auf dem letzten Weg begleiten, durfte ihnen der Weggefährte sein und ihnen die Angst nehmen vor dem Schritt in die andere Dimension. Ich wurde aber auch Zeuge von einer Medizintechnik, die eigentlich nicht hilft, sondern Leben verlängert, das eigentlich kein Leben mehr ist. Ich wurde Zeuge einer Medizin, die nur vorgibt zu helfen, in Wirklichkeit aber auf Profit- und Gewinndenken ausgelegt ist. Ich hatte Gelegenheit, hinter die seelischen Umstände meiner Klienten zu schauen. Es wurde mir immer mehr zur Bestätigung, dass genau das was in der tibetischen Heilkunde gelehrt wird, stimmt:

„Jeder Umstand unseres Körpers, Krankheit oder Gesundheit ist eine Mitteilung unserer Seele an uns.“

Damit möchte ich mit meinem Vorwort enden. Es sollte Ihnen einen Eindruck geben, warum ich mich dazu bereit erklärt habe, an diesem Buch mitzuwirken. Denn es soll eine Botschaft sein, ein Wachrütteln der Menschen, dass wir aufwachen, um unsere Gesundheit selbst in die Hand zu nehmen.

Eine wichtige Erkenntnis ist in mir fest verankert: Alles was Dir widerfährt, ist nur die Summe Deiner Gedanken. Es ist so, wie der Bauer, der sät. Wenn er gutes Saatgut ausbringt, wird er auch eine gute Ernte haben. Wenn er aber Disteln sät, darf er sich nicht wundern, wenn er Disteln ernten muss.

Ich wünsche Ihnen viele Erkenntnisse und Eindrücke beim Lesen. Damit in Ihrem Leben die Wunder geschehen, die Sie gerade brauchen.

Alles ist möglich, dem, der da an sich glaubt.

Ihr Helmut Derlet

Warum die Seele uns krank macht?

Die Erfahrungen, die ich als Therapeut und Heilpraktiker fast täglich mache, sind:

Keiner sieht den tiefen Sinn hinter seiner Krankheit.

Wir beschäftigen uns mit unseren Schmerzen und Wehwehchen und übersehen dabei die eigentlichen Gründe, die zu diesen Umständen geführt haben.

Das ist in etwa so: Wenn an unserem Auto die Ölkontrollampe brennt, füllt jeder vernünftige Mensch natürlich sofort Öl nach. Keiner, und noch nicht einmal der Dümmste, käme auf die Idee die Kontrollampe auszubauen.

Mit unserem Auto würden wir so einen Blödsinn niemals tun. Mit unserem Körper machen wir genau das. Wir lassen uns die Warnsignale, die uns unsere Seele schickt, entfernen oder therapieren. Man sucht sich einen studierten „Ölkontrollampen – Ausschrauber".

Man empfiehlt ihn in seinem Bekanntenkreis sogar weiter, falls man zufrieden war. In der Regel werden aber nur die Symptome beseitigt - nicht die Ursachen. Dabei wäre es so einfach. Wir haben die Lösung in uns. Die Seele spricht über den Umstand des Körpers und der einzelnen Organe mit uns. Diese Signale gilt es zu erkennen und zu lesen.

Die Körpersprache ist die meist gesprochene Sprache auf unserem Planeten. Eine der wichtigsten Unterformen dieser Sprache ist die Symptomsprache.

Als ich davon das erste mal erfahren habe, war ich zunächst sehr skeptisch. Meine Arbeit als Therapeut und Heilpraktiker hat mich jedoch eines Besseren belehrt. Ich machte die Erfahrung, dass Patienten, die ein bestimmtes Leiden hatten, auch in der Regel die selben seelischen Probleme im Leben hatten. Spricht man die Person auf den Umstand an, so bekommt man die unterschiedlichsten Reaktionen.

Die Einen fragen, ob man hellsehen könnte. Andere geben es teilweise zu, und manche verleugnen die Umstände der Ursachen.

In fast allen Fällen kommt die Wahrheit jedoch an die Oberfläche, wenn man den Patienten in einer Hypnose-Therapie den Spiegel seiner Seele zeigt. In der Regel muss man gar nicht so tief gehen, es genügt schon, wenn man den Klienten in den Alfazustand versetzt.
Ganze Lawinen von Lebensumständen werden dann freimütig erzählt, die man im Wachzustand

niemals zugeben würde. Oder vielleicht gar nicht wahrhaben will. Man hat sie schon lange verdrängt. Aber die Seele vergißt niemals.

Zugegeben, es ist für Patienten oft nicht leicht, sich Fehler in der Lebensführung einzugestehen und sie dann auch noch einem Anderen gegenüber freimütig zu erzählen. Wer aber heil werden will, muss damit beginnen, seine Fehler zu erkennen.

Die Seele geht gnadenlos nach einem Siebener-Schritt an den eigenen Lernprozess heran. Wobei der Lernprozeß ein Aufarbeiten des von der Seele teilweise schon mitgebrachten Karmas ist. Sie möchte Erfahrungen sammeln und dabei Karma abarbeiten. Dabei läßt sie sich durchaus Zeit. Seelen haben im übrigen kein Zeitverständnis wie unser Versand. Sie kommen aus der Ewigkeit und gehen wieder in die Ewigkeit zurück. Wenn man ein Menschenleben von etwa 80 Jahren betrachtet, dann kann es für den Verstand sehr schön, aber auch sehr lange sein. Für unsere Seele ist es wie ein Tag. Dabei ist es der Seele egal, ob sie nach einen halben Tag (also schon nach 40 Jahren) oder nach einem ganzen Tag den Heimweg antritt.

Die Seele ist hier auf Erden inkarniert, um Erfahrungen zu machen und dabei zu wachsen und zu reifen. Wir nennen unser Erfahrungen dann Schicksal.

Können wir unser Schicksal selbst bestimmen oder ist es von irgendeiner Stelle, von der Schöpfung oder von Gott vorbestimmt?

Was die Menschen Schicksal oder Karma nennen, ist bei genauerer Betrachtung nichts anderes als Schöpfung. Wir selbst sind die Schöpfer und damit bestimmen wir allein unser Schicksal. Dabei haben wir die Wahl nur ein einziges Mal, nämlich nur im Augenblick der Saat, wenn wir säen. Unsere Gedanken und unsere Taten sind das Saatgut.

Wir müssen ernten, was wir gesät haben. Wir sollten also die Chance als Sämann nutzen, denn wir sind an die eigene Entscheidung gebunden.

Wir sind Schöpfer, Träger und Überwinder unseres Schicksals. Schöpfer, weil wir es selbst verursacht haben, Träger, weil wir es ertragen müssen und Überwinder, weil wir die einzigen sind, die es beenden können.

Sind wir wirklich Schöpfer unseres Schicksals? Wo wir doch alle so unterschiedliche Startbedingungen haben. Da gibt es Reiche und Arme, Intelligente und weniger Intelligente, den Selbstbewussten, den Zweifler, der voller Hemmungen steckt. Kann man da von gleichen Startbedingungen sprechen? Ja, man kann! Die Startbedingungen waren völlig gleich. Wir wurden als vollkommene Seelen geschaffen und hatten die Freiheit, in die Schöpfung einzutreten, um das zu tun, was unser Auftrag ist:

„Machet euch die Schöpfung untertan“

Untertan heißt nicht, sie zu vergewaltigen, sie auszuplündern oder zu zerstören. Nein, so war es nicht gedacht. Untertan machen heißt viel mehr, sie zu erkennen, zu erfahren, zu erleben um eins zu werden mit der Schöpfung.

Sich Selbst als ein vollkommener Teil der vollkommenen Ordnung anzuerkennen, und damit der Schöpfung als Ganzes zu dienen. Die geistigen Gesetze des Lebens zu erkennen, sie zu achten und mit ihnen zu kooperieren.

Die geistigen Gesetze sind unsere besten Diener. Das Gesetz des Schicksals ist eines davon. Es kann unser ärgster Feind werden, wenn wir es missachten. Wir können es mit einer Maschine vergleichen. Eine Maschine dient uns, bis sie defekt ist. Sie macht das vorbehaltlos, ohne einen Lohn zu fordern. Aber wie funktioniert das? Wie müssen wir mit einer Maschine umgehen, damit sie uns dient? Wir müssen sie richtig bedienen. Der Bediener muss die Gesetzmäßigkeiten einer Maschine kennen und sie respektieren. Nur dann dient uns die Maschine.

Wer heute im Straßenverkehr ein Auto sicher lenken will, muss in die Fahrschule gehen und lernen, welche Gesetze und Handgriffe nötig sind, um ein Auto zu fahren. Um wieviel wichtiger wäre es aber die Gesetze des Lebens zu lernen, um mein Leben sicher und erfolgreich zu lenken!

Man sagt z.B.: Der eine Mensch, nennen wir Ihn Herrn X., führt ein schönes Leben, und ein anderer Mensch, nennen wir ihn Herrn Y. führt ein schwieriges Leben. Die Wirklichkeit sieht aber so aus: Es wird nicht geführt, sondern die Menschen treiben einfach so dahin im Strom des Lebens.

Werfen wir doch einmal einen genaueren Blick auf unser Leben und wie wir dieses führen. Sein Leben zu führen heißt, dass wir aktiv daran arbeiten, durch uns das Richtige geschehen zu lassen. Wir müssen die Gesetze der Schöpfung erkennen und sehen, was uns bestimmt ist zu tun, und zwar in jedem Augenblick, und das dann auch tun. Das heißt schöpfungsgerecht leben und handeln.

Das Schicksal ist dazu da, uns zu dienen und zu leiten. Das heißt, alles was das Schicksal für uns bringt, dient dazu, uns zu helfen. Das Gesetz des Schicksals hat den Auftrag vom Schöpfer, jedem einzelnen Geschöpf zu dienen und zu helfen, damit es den rechten Weg zu findet.

Das Schicksal kennt nur zwei Wege: Wir erhalten sanfte Mahnungen, wenn wir vom Weg abgekommen sind, damit wir uns dieser Tatsache bewußt werden und aus dieser Erkenntnis etwas lernen. Besser ist es sogar, wir warten nicht, bis uns eine solche Mahnung des Schicksals zuteil wird, sondern sind in der Lage, aus den Erkenntnissen weiser Mitmenschen zu lernen, wie man sich am besten verhält. Selbst wenn wir einmal unachtsam sind, mahnt unser Schicksal mit einem sanften Wink.

Wenn wir auf einen solchen Wink nicht reagieren, und unser Verhalten nicht ändern, kommt die erneute Mahnung des Schicksals schon schärfer und schmerzhafter, damit wir diese nicht übergehen und uns danach richten. Haben wir auch hier die Warnung des Schicksals übergangen, werden wir von der Schule dieses Lebens abberufen.

Jetzt könnte man einwenden, das Schicksal soll uns doch dienen, uns helfen. Doch wenn es nicht wirksam wäre, dann würden wir gar nicht bemerken, dass wir den falschen Weg des Lebens eingeschlagen haben.

Unser Leben wird vom Gesetz des Schicksals stets begleitet und hilft uns, den richtigen Weg einzuschlagen.

All das, was uns als Schicksal widerfährt, ist dazu angetan, zu unserer Entwicklung beizutragen. Wenn wir unvernünftig handeln, folgt eine schmerzhafte Erfahrung und Krankheit, um uns darauf aufmerksam zu machen, dass etwas nicht in Ordnung ist. Sonst würden wir doch denken, dass unser Leben in den richtigen Bahnen verläuft und würden weiterhin auf den falschen Wegen durchs Leben gehen.

Ohne den schmerzhaften Teil des Schicksals wären wir arm dran. Wir können das Schicksal als einen strengen und doch unverzichtbaren Freund betrachten.

Wir werden vom Schicksal nicht nur für das bestraft, was wir getan haben, sondern auch für die Dinge, die wir unterlassen haben, die wir hätten tun sollen. Und nicht nur das. Wir werden vom Schicksal auch dazu geführt, was wir zugelassen haben, statt es zu verhindern. Dies alles ist Teil unseres Schicksals.

Darüberhinaus müssen wir auch Vorbild sein für diejenigen, die falsches tun. Wir sind die Chance all solcher Menschen, die den falschen Weg gehen. Wir machen uns mitschuldig, wenn wir mit unseren Mitmenschen nicht taktvoll und liebevoll umgehen, wenn wir Ihnen nicht mitteilen, was wir fühlen, und wo ihre Grenzen sind. Hierfür wird uns das Gesetz des Schicksals zur Rechenschaft ziehen.

Die meisten Menschen glauben, für andere nicht verantwortlich zu sein. Wir müssen nur einmal daran denken, was geschieht, wenn ich andere darauf aufmerksam mache, dass sie sich nicht richtig verhalten. Wenn der andere darauf verletzt reagiert, muss ich mich fragen, was ihn verletzt. Ist es sein Ego?

Wenn ich das nicht klarstelle, dann verletze ich seine Seele. Ich muss mich also enscheiden, was ich verletzen will. Sein oberflächliches Ego oder seine Seele? Durch unser Sein sind wir dem anderen Menschen eine Chance, aber nur, wenn wir ihm uns bewußt machen.
Wir müssen uns darüber im Klaren sein: Jeder kann nicht dein Freund sein, aber jeder ist dein Lehrer!

Dort wo ich den anderen anspreche auf der seelischen oder persönlichen Ebene, werde ich meine Antwort erhalten. Wenn ich ihn auf der seelischen Ebene anspreche, dann wird seine Seele antworten.

Das Schicksal benutzt jeden von uns als sein Werkzeug, seinen Erfüllungsgehilfen. Hier ist es ganz gleich, warum wir so handeln. Alles was sich verwirklicht, ist immer die Schöpfung selbst. Man kann also sagen, dass die Art und Weise, wie das Schicksal sich äußert, uns zeigen soll, wie das Handeln, Denken und Fühlen des Urhebers bestimmt war.

An den Lebensumständen des Einzelnen kann man erkennen wie weit das Schicksal ihn gerichtet hat. Wenn ich selbst nicht ehrlich bin, wird das Schicksal auch mich mit Unehrlichkeit zusammenbringen, indem ich belogen werde. Wir werden solange vom Schicksal mit dieser Sache konfrontiert, bis wir aufmerksam geworden sind, und uns entschließen können, unser Verhalten zu ändern. Erst nach der Änderung des Verhaltens ist unsere Schicksalsaufgabe gelöst und braucht nicht mehr gestellt zu werden.

Jetzt kann Heilung geschehen.

Wenn ich jetzt dem Körper die richtigen Vitamine gebe, dann kann Heilung beginnen. Besser noch: Es geschieht ein Wunder! Wenn unsere Seele im Einklang mit dem Leben ist, dann ist nichts unmöglich.

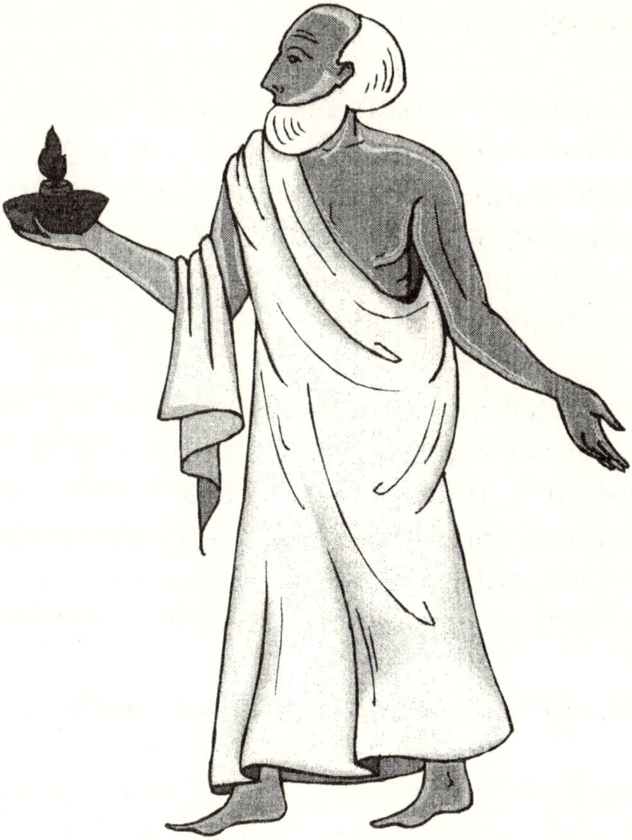

„Du bist was du isst!“

„Lass die Nahrung deine Medizin sein“

Seit Jahren weisen Ernährungswissenschaftler auf den Mangel an Vitalstoffen in unserer Überflussgesellschaft hin.

Die erkannte Problematik ist aber nicht einfach nur unter dem Begriff Fehlernährung zu betrachten, sondern findet sich in der Komplexität von einseitiger Ernährung, Lebens- und Arbeitsumständen und dem Mangel an Vitalstoffen in unserer Nahrung wieder.

Die bewussten Fehlinformationen auf den Etiketten unserer sogenannten Lebensmittel tut ihr übriges und „gaukelt“ dem Verbraucher angebliche Inhalte vor, so dass die weitverbreitete Meinung herrscht, in unseren Lebensmitteln seien tatsächlich ausreichende Vitalstoffe vorhanden.

Die Wahrheit jedoch sieht ganz anders aus...

Künstliche Aromastoffe, künstliche Süßstoffe, künstliche Konsistenzen, Geschmacksverstärker, künstliche Rohstoffe sind an der Tagesordnung. Jeder Bundesbürger nimmt täglich ca. 500 Gramm industriell aromatisierter Lebensmittel zu sich. Das entspricht etwa der Hälfte der durchschnittlichen täglichen Nahrungsration.
Das Ende ist nicht absehbar, denn immer mehr künstliche Aromakost füllt unsere Mägen.

Leider werden die sogenannten Fertigkost-Gerichte immer beliebter. Scheinbar bevorzugen immer mehr Menschen das Fließbandessen aus der Chemieküche. Bereits 75% aller verzehrten Lebensmittel in Deutschland stammen aus der industriellen Fertigung.

Mit gigantischem Werbeaufwand macht uns die „Lebensmittel-Industrie" auf die jährlich etwa 10.000 neuen „Nahrungsmittel" (Europa und USA) aufmerksam. Nahrungsmittel, in denen wir künstliche Geschmäcker von Huhn, Fisch, Gemüse, Obst und Fleisch finden.

Doch diese Industrie, die eigentlich die Aufgabe hat, die wichtigsten Produkte für unser Leben herzustellen, hat ihren ganzen Ehrgeiz darauf konzentriert, den Nutzen für uns aus ihren Produkten zu entfernen: Die natürlichen Vitalstoffe und somit den Nährwert. Es werden immer mehr kalorienarme, fett- und eiweißfreie Nahrungsmittel-Produkte produziert, die der Körper absolut nicht braucht.

Künstliche Ersatzstoffe wie das Vanillin (für Vanille) halten Einzug in unsere Küchen. Sägespäne, bekannt als Rohstoff für Spanplatten, vermengt mit Alkohol und Aroma-Stoffen bringen einen phantastischen Erdbeer-Geschmack in unsere Lebensmittel. Je nach Bedarf, unter Veränderung einiger Aroma-Zutaten, entsteht daraus auch Himbeeraroma oder es wird Kakao, Schokolade oder Vanille vorgetäuscht.

Die wohlklingenden Namen auf den Verpackungen unser „Nahrungsmittel“ müssen, laut europäischem Gerichtshof, gar nichts mit dem tatsächlichen Inhalt zu tun haben. Die Irreführung beginnt mit den Worten: „natürliche...“, bedeutet aber nichts weiter, als dass es dem natürlichen „Geschmack“ entspricht.

Das Warnsystem unseres Körpers - der Geschmack - wird auf diese Weise überlistet, denn wir wissen in vielen Fällen nicht mehr, was wir da eigentlich essen.

Die industrialisierte Landwirtschaft versorgt uns immer mehr mit Lebensmitteln, die an Nährstoffmangel leiden. Äpfel und Bananen werden in Container gepackt und mit Chlorgas begast. Pestizide, Herbizide und andere „Pflanzenschutzmittel“ zur Ungeziefer- und Unkrautbekämpfung landen in unseren Mägen, genmanipulierte Pflanzen finden Ihren Weg auf unsere Teller.
Umwelteinflüsse, Transport- und Lagerbedingungen gehen ebenfalls nicht selten zu Lasten der Qualität und somit des Gehaltes an wertgebenden und lebenswichtigen Inhalts-Stoffen in unseren Lebensmitteln.

Es stellt sich dem gesundheitsbewussten Verbraucher die Frage, was ist eigentlich mit dem Vitamingehalt und Geschmack von Obst, Gemüse und den frischen Salaten los, wenn diese lange in den Supermärkten ausliegen?

Es gibt keinen Zweifel: Wir leben in einem Schlaraffenland voller Genussmittel. Die Regale in unseren Supermärkten sind voll und dennoch leiden immer mehr Menschen unter einem Mangel an Vitalstoffen (Vitaminen, Mineralstoffen und Spurenelementen).

Ernährungsbedingte Krankheiten sind auf dem Vormarsch. Die Kosten für Krankheiten aufgrund von Ernährungsfehlern überspringen jährlich bereits die 80 Milliarden-Mark-Grenze. Forscher beschuldigen den Bürger eines falschen Essverhaltens. Dies ist oberflächig betrachtet richtig. Wir essen zu viel Salz, Fett und Zucker. Aber warum?

Der Vitalstoffmangel in der Nahrung ist ein wesentlicher Faktor, den es zu berücksichtigen gilt, denn trotz reichhaltiger Kost kommen immer mehr Defizite im Vitalstoffbereich auf. Vitamine, Mineralstoffe und Spurenelemente braucht der Körper, um gesund zu bleiben. Besonders gefährdet, einen Mangel zu erleiden, sind Raucher und Konsumenten von „Hochprozentigem“, denn Alkohol und Nikotin sind wahre Nährstoffkiller!

Viele Deutsche sind Obst und Gemüsemuffel und haben so oftmals einen enormen Vitamin C-Mangel.

Die Veränderungen in der Arbeitswelt tun ihr übriges, denn wir bewegen uns immer weniger. Die körperliche Anstrengung im Beruf wird immer geringer und somit auch unser Kalorienbedarf. Aber was passiert, wenn wir noch weniger zu uns nehmen? Ja, der Nährstoffgehalt verringert sich abermals. Ein Teufelskreis!

Die Wissenschaftler sind sich einig, dass ein dauerhafter Mangel an Nährstoffen immer zu Lasten der Gesundheit geht und somit die körperliche Leistungsfähigkeit mindert und die Anfälligkeit für Krankheiten erhöht.

Der Ruf nach Nahrungsergänzung in Pillenform wird immer lauter.

Die Natur macht uns vor, wie intelligente Nahrungsergänzung auszusehen hat, denn unsere Lebensmittel haben in ihren ursprünglichen Formen alle notwendigen Nährstoffe enthalten und zwar passend aufeinander abgestimmt; Monosubstanzen kommen in der Natur nicht vor.

Es macht einen riesigen Unterschied in welcher Form, also in welcher biochemischen Verbindung, ein Vitalstoff dem Körper angeboten wird.

In den meisten Fällen stellt die Natur Mineralstoffe oder Spurenelemente in einer chemischen Verbindung zur Verfügung und zwar in Kombination von mehreren oder einzelnen Komponenten. Intelligent konzipierte Nahrungsergänzung orientiert sich am Bauplan der Natur und nicht am Periodensystem der Elemente.

Wenn wir über Vitalstoffe für den Organismus reden, müssen wir bei der kleinsten Einheit in unserem Körper beginnen, der Zelle. In unseren etwa 70 Billionen Zellen, den Kraftwerken unseres Körpers, laufen täglich Billionen chemische Vorgänge ab. Täglich sterben 600 Milliarden Zellen ab und werden durch neue ersetzt. Alle fünf Tage entsteht eine neue Darmschleimhaut durch solche „Neubildungsprozesse“. Alle paar Wochen erneuern sich so unsere Leberzellen komplett. Jeden Monat erneuern sich unsere Hautzellen.

Der Stoffwechsel findet also in unseren Körperzellen statt. Diese sind es, die Vitalstoffe benötigen. In unserem Organismus passieren jede Sekunde Millionen kleiner Vitalstoffteilchen die Zellmembranen und versorgen so die Zellen mit den benötigten „Brennstoffen“ und „Produktionsgrundstoffen“. Jeder Nahrungsbestandteil hat ein besonderes Ziel im Körper.

Aminosäuren versorgen die Fertigungsstellen für Eiweiße. Die zuständigen Zellen setzen aus den Aminosäuren Eiweiß zusammen. Die Mitochondrien (Kraftwerke der Zellen) erzeugen Energie aus Fett und Sauerstoff. Neben den genannten Vorgängen verrichten die Zellen noch besondere weitere Aufgaben. Dazu sind sie jedoch nur in der Lage, wenn ausreichend Vitalstoffe zur Verfügung stehen. Diese Vitalstoffe müssen von außen durch die Zellwand in das Innere der Zelle gelangen. Eine gleichmäßige Versorgung mit Vitalstoffen erleichtert es den „Zellwächtern" (Rezeptoren), ihre lebenswichtige Aufgabe, das Erkennen und Durchlassen bestimmter Vitalstoffe, zu verrichten. Die Zellwächter lassen bildlich gesprochen einen Türspalt aufgehen, sobald sie die richtige Substanz erkennen und schließen die Türe danach wieder. Die Arbeitsbedingungen der Zellen sollte man stabil halten, also sollte man dafür sorgen, dass die Zellen regelmäßig mit Vitalstoffen versorgt werden, um richtig funktionieren zu können. Die Zellen sind zwar in der Lage, bei nicht optimaler Versorgung weiter zu arbeiten, bringen aber dann nicht mehr ihre volle Leistung.

„Die Grundlagen der orthomolekularen Medizin“

„Orthomolekulare Medizin ist die Erhaltung guter Gesundheit und die Behandlung von Krankheiten durch Veränderung der Konzentration von Substanzen im menschlichen Körper, die normalerweise im Körper vorhanden und für die Gesundheit erforderlich sind.“

Zitat: *Prof. Dr. Linus Carl Pauling*

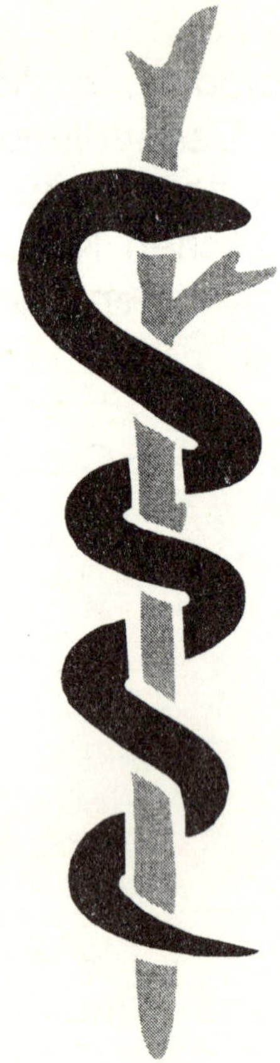

„Hat der Eid noch wert?“

Gesundheit und Krankheit...

Die Welt-Gesundheitsorganisation (WHO) bezeichnet Gesundheit als:

„Nichtvorhanden sein von Krankheit!“.

Wir sind gesund, wenn unsere Zellen, Gewebe, Drüsen und Organe frei von Schlacken sind und gleichzeitig alle Depots im Körper mit allen notwendigen Vitalstoffen ausreichend gefüllt sind.

Der Mensch ist also gesund, wenn seine Zellen gesund sind!

Die Grundlage für gesunde Zellen sind Nährstoffe die wir „normalerweise“, mit unserer Nahrung aufnehmen sollten.

Sie liefern Energie, (Kalorien) wie z.B. Kohlenhydrate und Fette. Leider haben wir von diesen Nährstoffen meist zu viel in unserer Nahrung, was gelegentlich zu Übergewicht führt.

Allerdings liefern Nährstoffe außer Energie ebenfalls Grundbausteine für die richtige Funktion des Körpers. Grundbausteine wie z.B. Eiweiße für den Aufbau von Muskelmasse.
Andere wiederum sind Grundbausteine für den Stoffwechsel, bzw. für die Zellstruktur. Man nennt diese: „Vitamine, Mineralstoffe, Spuren-

elemente sowie essentielle Amino- und Fettsäuren".

Leider haben wir von diesen Bausteinen oftmals zu wenig in unserer Nahrung. Diese, auch Mikronährstoffe genannten Substanzen regeln, als Katalysatoren oder als Enzyme (körpereigene) alle Abläufe im Körper. Das Fehlen von Vitalstoffen führt in der Regel zu „Körperfunktionsstörungen", welche wiederum zu Fehlfunktionen des Körpers und somit zu so genannten Erkrankungen führen.

Der Körper kann Mangelzustände bestimmter Nährstoffe, über einen gewissen Zeitraum kompensieren und so bemerken wir einen Vitalstoffmangel oftmals viel zu spät, nämlich erst bei Ausbruch von Krankheiten...

Erst eine ausreichende Zufuhr von Vitalstoffen macht es den „Selbstheilungskräften" des Körpers möglich aktiv zu werden. Nur bei kontinuierlicher Zufuhr von Vitalstoffen über unsere Nahrung, erhalten die Zellen Ihre gesunde Struktur und Funktionsfähigkeit, d.h. Blutgefässe, Herz und andere Organe werden so bei Kräften gehalten. Die Versorgung der Zellen mit Nährstoffen und der Abtransport der aus den Stoffwechselprozessen entstehenden Schlacken, bilden so die Grundlage für die Gesundheit des Körpers.

Gesund sein bedeutet also:

1. Gefüllte Nährstoffdepots
2. Schlackenfreie Zelle, Gewebe und Organe
3. Unbeschädigte, also nicht mutierte Zellen, Organe, Drüsen und Funktionen
4. Bedarfsgerechte, tägliche Versorgung mit allen vom Körper benötigten Substanzen

„mens sana in corpore sano“

“Ein gesunder Geist in einem gesunden Körper”

Was ist Heilkunde?

Beim Wort Heilkunde weiß jeder, was gemeint ist. Wenn ich krank werde, gehe ich zum Arzt. Er untersucht mich und meistens verschreibt er mir eine Arznei zur Bekämpfung meiner Beschwerden. Nach einigen Tagen werde ich mich wieder besser fühlen und alles scheint wieder wie früher.

Ist die Krankheit komplizierter, muss ich ins Krankenhaus, wo ein Facharzt eine eingehende Untersuchung vornimmt. Man macht Röntgen-Bilder, eine Blutprobe wird genommen und analysiert und eine Harnuntersuchung wird vorgenommen. Wenn der Arzt aus dem daraus hervorgehenden Untersuchungsergebnis eine bessere Einsicht in die Art der Krankheit gewonnen hat, wird er seine Behandlungsmethode festlegen. Manchmal entschließt er sich zu einer Operation, manchmal versucht er die Krankheit mit Medikamenten zu heilen. So stellen wir uns im allgemeinen die Behandlung einer Krankheit vor.

Eine Krankheit ist leidig, ärgerlich und kommt immer ungelegen. Vor allem in dieser unserer heutigen hektischen Epoche, in der wir keine Zeit haben krank zu sein; ein Grund mehr, weshalb wir uns über die aktuellen medizinischen Kenntnisse freuen. Die meisten Krankheiten können wir bekämpfen. Aber auf welche Weise das geschieht, ist für viele unwichtig. Hauptsache, wir brauchen nicht zu leiden. Im Grunde beschäftigen wir uns nie mit Krankheit. Wir haben schließlich keine Zeit. Und sind wir einmal krank, dann gehen wir einfach zum Arzt.

Mit Heilkunde hat dies nichts zu tun. Heilkunde bedeutet im Grunde, die Kunst jemanden gesund zu machen und zu erhalten! Das ist die Heilkunde in ihrer optimalen Form. Krankheiten und Leiden vorzubeugen ist jedoch eine Kunst, die nur wenige beherrschen und praktizieren. Sie ist vor allem eine Kunst, die nicht oder kaum unterrichtet wird!

Die meisten Ärzte arbeiten wie ein moderner „Reparaturbetrieb". Sie lernen alles über Krankheiten und die notwendigen Medikationen mit denen die Symptome beseitigt werden sollen. Vielleicht klingt es respektlos, aber auch der Kammerjäger hat Vertilgungsmittel gegen alle möglichen Arten von Ungeziefer. Die Leute, die Ungeziefer vernichten, wissen aber auch, dass die Gifte, die sie benutzen, im Laufe der Zeit immer stärker und aggressiver sein müssen um zu wirken, da nachfolgende Ungeziefer-Generationen gegen die eingesetzten Gifte immun werden.

Könnte dies nicht auch bei Krankheitserregern des Menschen zutreffen?

Dieser Vergleich trifft zwar nicht ganz zu, aber beinhaltet doch einen Kern von Wahrheit. Nun gibt es Menschen, die dem entgegnen:

„So etwas dürfen sie von meinem Arzt nicht sagen. Mein Arzt ist doch so ein netter Mensch. Er ist immer für mich da.“

Es ist an der Zeit einmal klipp und klar zu sagen, dass es so nicht weitergehen kann! Warum schneidet man Tausende von Menschen auf und unterzieht sie einer Herzoperation? Wozu Behandlungen, bei denen den Patienten die Haut verbrennt und die Haare ausfallen?

In der orthomolekularen Heilkunde hat die Nahrung einen zentralen Stellenwert. Pauling schrieb in einer amerikanischen Zeitschrift seine Gedanken nieder:

„Das Wort 'ortho' bedeutet 'recht, gerade'. Viele Krankheiten können geheilt werden, indem man die Konzentrationen bestimmter Moleküle im Körper durch orthomolekulare Nahrung ausgleicht. In der orthomolekularen Nahrung sind die Nährstoffe in optimalen Mengen vorhanden, und das Hauptanliegen dieser Diät ist es, den Körperzellen auch die optimalen Mengen an Nährstoffen zuzuführen, wobei man die großen

Unterschiede zwischen den Menschen berücksichtigen muss.“

Hinsichtlich der Nahrung müssen wir uns die Frage stellen, was unsere Körper und was unsere Zellen brauchen. Unser Körper und unsere Zellen benötigen eine lebendige, vollwertige Nahrung, voller Vitamine, Mineralsalze, Enzyme und Spurenelemente. Unser Körper braucht dagegen keine tote, das heißt künstliche Nahrung.

Viele Menschen verdienen sich ihren Lebensunterhalt dank der Kranken.

Die Wirtschaft würde zusammenbrechen, wenn alle Menschen ihre Ernährung auf Krankheits-Vorbeugung abstimmen würden.

Auf jeden Fall würden wir die Milliarden, die wir heute für das Gesundheitswesen aufwenden, zum größten Teil einsparen.

Kann man dann noch berechtigterweise behaupten, es gäbe keinen direkten Zusammenhang zwischen Ernährung und Gesundheit beziehungsweise Krankheit?

Professor Pauling und andere wiesen in ihren Veröffentlichungen darauf hin, dass es einen realen Zusammenhang zwischen der Ernährung und der Gesundheit gibt.

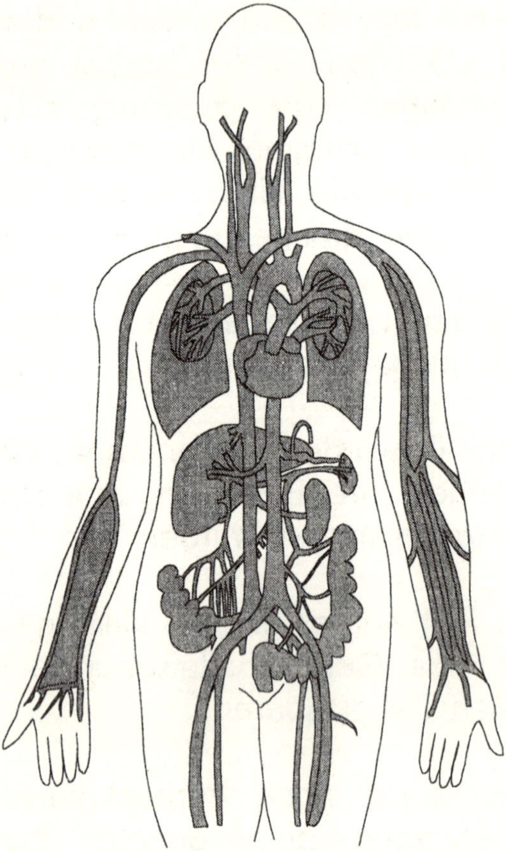

„Der Körpermotor braucht Brennstoffe!"

Was sind Vitalstoffe?

Damit unser Organismus unsere täglichen Hochleistungen optimal vollbringen kann, braucht er eine Vielzahl von Vitalstoffen, welche er selber nicht herstellen kann. Diese Vitalstoffe müssen wir unserem Organismus mit der täglichen Nahrung zuführen. Die Ernährungswissenschaft nennt diese Vitalstoffe essentielle Nährstoffe, also lebenswichtige Nährstoffe. Vitalstoffe sind also: „Lebensnotwendige Stoffe, die der Körper braucht und über die Nahrung aufnehmen muss, um leistungsfähig und gesund zu bleiben.“

Man spricht von etwa 45 - 70 erforschten Substanzen die lebensnotwendig sind. Neuerdings beschäftigt man sich immer mehr mit den sekundären Pflanzenstoffen, denen man in den vergangenen Jahren besondere antioxidative Wirkungen nachgewiesen hat.

Viele uns bekannte Krankheiten ließen sich bereits im Ansatz vermeiden, wenn man seinem Körper regelmäßig ausreichende Mengen an Vitalstoffen zuführen würde. Viele Substanzen sind in ihrer gesundheitsfördernden Wirkungsweise dokumentiert. Bei einigen Stoffen ist man auf der Suche nach der Ursache für ihre nachweislich gesundheitsfördernde Wirkung.

Was sind Vitamine?

Chemisch betrachtet haben die verschiedenen Vitamine nichts gemeinsam, außer Ihrem Namen. Sie sind organische Verbindungen, die der Körper benötigt, aber selbst nicht produziert. Man unterscheidet heute unter fettlöslichen und wasserlöslichen Vitaminen:

Wasserlösliche Vitamine:

Vitamin B 1	(Thiamin)
Vitamin B 2	(Riboflavin)
Vitamin B 6	(Pyridoxin)
Vitamin B 12	(Cobalamin)
Vitamin H	(Biotin)
Vitamin B 9	(Folsäure)
Vitamin B 3	(Niacin)
Vitamin B 5	(Pantothensäure)
Vitamin C	(Ascorbinsäure)

Wasserlösliche Vitamine speichert der Körper kaum bzw. nur in geringen Mengen. Die überschüssigen Mengen, die sich je nach individuellem Vitaminbedarf ergeben, werden meist schnell wieder ausgeschieden.

Die genannten wasserlöslichen Vitamine müssen also täglich aufs Neue zugeführt werden.

Fettlösliche Vitamine:

Vitamin A (Retinol)

Vitamin D (Calciferol)

Vitamin E (Tocopherol)

Vitamin K (Phillochinon)

Der Körper speichert fettlösliche Vitamine in seinem Fettgewebe. Der Tropfen Olivenöl im Salat öffnet den fettlöslichen Vitaminen erst die Türe in den Körper.

Der Vitaminbedarf

Gleich vorweg genommen, es gibt keine generelle Empfehlungsformel, ein Patentrezept oder gar eine logische gesetzliche Vorschrift über die Höhe der Dosierung von Vitaminen, denn der Vitaminbedarf ist individuell und von vielen unterschiedlichen Faktoren abhängig.

Das Lebensalter, Geschlecht, die ausgeübte Tätigkeit, körperliche Bewegung, sowie der momentane Gesundheitszustand, wie auch das Rauchen oder der Konsum von Alkohol, anderen Genuss/Suchtmitteln und Medikamenten haben einen Einfluss auf den Vitaminbedarf.

Bei fettreichem Essen steigt automatisch der Vitamin E-Bedarf, bei eiweißreicher Kost steigt dagegen der Bedarf an Vitamin B 6 und bei übermäßiger Aufnahme von Kohlenhydraten steigt der Vitamin B 1-Bedarf.

Frauen, die eine Verhütungspille nehmen, haben häufig einen erhöhten Bedarf an den Vitaminen B6, B12, Folsäure und an Vitamin C.

Das Rauchen einer Zigarette zerstört 25 bis 100 mg Vitamin C. Der tägliche Genuss von Alkohol kann dem Körper die Vitamine B6, B1 und Folsäure entziehen. Die Einnahme von Aspirin kann eine dreimal so hohe Ausscheidung von Vitamin C nach sich ziehen.

Der Bedarf an Vitamin D kann für Bewohner von dunstigen Großstädten höher sein.

Viel wichtiger ist es, die Gründe für einen möglichen Vitaminmangel bewusst zu machen.

Als Ursache für Vitamin-Mangelerscheinungen gelten sozial Verhältnisse, psychologische Faktoren, lebensmitteltechnologische Voraussetzungen, Fehlernährung und Zubereitungsverluste.

Ebenso sollten krankheitsbedingte Ursachen nicht außer acht gelassen werden wie z.B. eine gestörte Resorptionsfähigkeit, eine veränderte Darmflora, Leber- und Nierenschäden, Infektionen oder die vitaminraubende Wirkung von Arzneimitteln. Ganz zu Schweigen von der möglichen Contrawirkung einzelner Arzneimittel.

Vitamine und ihre Wirkung

Vitamin A

Hält die Körperzellen gesund und wirkt im Immunsystem. Es bekämpft Viren und Bakterien. Es schärft die Sehkraft. Es benötigt Fett und Mineralien um im Verdauungstrakt richtig resorbiert zu werden. Vitamin A kommt in zwei Formen vor; als Retinol tierischen Ursprungs und als Pro-Vitamin A (besser bekannt als Carotin) pflanzlichen Ursprungs. Das Vitamin A spielt eine entscheidende Rolle beim Knochenwachstum, hilft bei Augenleiden und Nachtblindheit.

Enthalten in:
Aprikosen, Karotten, Lebertran, Milch und Eiern, grünem und gelben Gemüse, sowie in gelbem Obst.

Mangelerscheinungen äußern sich durch trockene Haut und Augen, Sehstörungen, Nachtblindheit, Infektionsanfälligkeit und schlechtem Zahnschmelz.

Das Vitamin A sollte in Verbindung mit B-Vitaminen und Vitamin E unter Zusatz von Zink (Zink benötigt die Leber um wiederum Vitamin A freizugeben) genommen werden.

B-Vitamine

Die B-Vitamine kommen in der Natur nur als komplexe Einheit vor. Ihre Aufgaben im Körper erledigen sie gemeinsam. Einzeln sind sie wenig aktiv. Sie entwickeln ihre gesamte Schlagkräftigkeit wenn sie von B1 bis B12 vertreten sind.

Vitamin B1

Thiamin (B1) ist wasserlöslich, wie alle B-Vitamine und muss täglich ersetzt werden. Es stärkt Herz, Nerven und die Muskelfunktionen. B1 fördert das Wachstum und die Verdauung und hilft bei der Erhaltung des emotionalen Gleichgewichts.

Enthalten in:
Schweinefleisch, den meisten Gemüsesorten, Kleie, ungeschältem Reis, Vollkornbrot, Haferflocken, Erdnüssen, Sonnenblumenkernen und Pistazien.

Mangelerscheinungen äußern sich in Form von depressiven Verstimmungen, Müdigkeit, Schlafstörungen, Konzentrationsschwächen und Nervenschwäche.

Vitamin B2

Keine unserer 70 Billionen Zellen kommt ohne B2 aus. Sehr viele Menschen leiden aufgrund von falscher Ernährung häufig unter Riboflavin-Mangel (B2), besonders ältere Menschen. Das wasserlösliche Vitamin B2 (auch Vitamin G genannt) wird nicht vom Körper gespeichert und muss täglich zugeführt werden. B2 hilft bei der Zellerneuerung, bei Wachstumsstörungen, ebenso fördert es im Zusammenspiel mit anderen Vitalstoffen den Stoffwechsel von Fetten, Eiweiß und Kohlenhydraten.

Enthalten in:
Joghurt, Milch, Käse, Hefe, Leber, Fisch, Walnüssen und Sojabohnen.

Mangelerscheinungen äußern sich häufig durch spröde und rissige Haut, besonders der Lippen und Genitalien.

Vitamin B6

Das Pyrodixin (B6) ist wesentlich beteiligt am Stoffwechsel der Aminosäuren. Es hilft bei der Umwandlung von Tryptopan (essentielle Fettsäure) in Niacin. Man unterscheidet das wasserlösliche und somit täglich zu ergänzende B6 nach drei Vorkommensarten: Das im tierischen Gewebe vorkommende, die an Phosphor gebundenen

Formen Pyrodoxal und Pyridoxamin, und das in Pflanzen zu findende Pyridoxin.

Enthalten in:
Milch, Rindfleisch, Sojabohnen, Weizenkörnern, Weizenkeimen, Leber, Nieren, Kohl und Bier-Hefe.

Ein Mangel an Vitamin B6 äußert sich durch ständige Müdigkeit, Kreislaufstörungen, Konzentrationsschwächen, Nervosität, Angstzustände, Gereiztheit und zeigt sich oftmals durch aufgesprungene Mund- und Augenwinkel.

Vitamin B12

Die wichtigste Aufgabe von Cobalamin (B12) besteht in der Produktion von Methionin, welches eine entscheidende Rolle für die psychische Verfassung des Körpers spielt. Depressive Menschen haben meistens einen Mangel an B12. Das wasserlösliche Cobalamin, auch Cynocobalamin genannt, ist schon in geringsten Mengen wirksam. Leider erkennt man einen Mangel erst nach Jahren (bis zu 10 Jahre und mehr). B12 lindert Gleichgewichtsstörungen und fördert die Konzentrationsfähigkeit sowie das Denkvermögen. Er fördert den Appetit bei Kindern und deren Wachstum. B12 ist wichtig für die Neubildung und die Regeneration der roten Blutkörperchen.

Enthalten in:
Eiern, Milch, Käse, Rind- und Schweinefleisch, Leber.

Durch ständige Müdigkeit, Nervosität und Depressionen zeigen sich erste Mangelerscheinungen. Menstruationsbeschwerden und Körpergeruch deuten ebenfalls auf einen Mangel hin. Aus dem Mangel an B12 können ernsthafte Erkrankungen entstehen, wie z.B. Hirnschädigungen und Anämie.

Folsäure

Die zur B-Gruppe gehörende wasserlösliche Folsäure spielt eine wesentliche Rolle bei der Produktion unseres „Glückshormons". Leider gibt es kaum einen Menschen der ausreichend mit Folsäure versorgt ist. Die Folsäure hilft bei der Zellbildung und bei der Bildung von roten Blutkörperchen. Sie ist wichtig für die Produktion von Nukleinsäure (RNS und DNS). Sie schützt vor Darmkrankheiten und lindert Schmerzen. Ferner erhöht sie die Funktion des Nervensystems.

Enthalten in:
Avocados, Brokkoli, Blumenkohl, grünem Blattgemüse, Leber, Eiweiß, Karotten und Aprikosen

Mangelerscheinungen äußern sich durch Unruhezustände und Angstgefühl, durch Müdigkeit und Schlafstörungen. Ebenso durch Anämie, Verdauungsstörungen, Gedächtnis-Schwäche und Wachstumsstörungen.

Niacin

Das wasserlösliche Niacin (B3) ist für alle Zellen des Körpers wichtig. Es kommt in zwei natürlichen Formen vor, als Nikotinsäure und als Nikotinamid. Es ist eines der notwendigsten Vitamine für unseren Körper und muss täglich zugeführt werden. Wenn wir zuckerreiche Getränke oder Nahrungsmittel zu uns nehmen oder übermäßig viele Ballaststoff zuführen, kann dies zum Verlust von Niacin im Körper führen. Es senkt den Blutdruck und hilft bei Kopfschmerzen und Migräne. Das Vitamin B3 reduziert auf natürliche Weise den Triglyzerid- und Cholesterinspiegel. Niacin ist notwendig zur Gesunderhaltung des Nervensystems und der Hirnfunktionen. Es hilft bei der Linderung von Magen-Darm-Störungen.

Enthalten in:
Avocados, Bierhefe, Leber, Nieren, Fisch, Eiern, weißem Geflügelfleisch, Pflaumen, Feigen und Vollkornprodukten.

Mangelerscheinungen erkennt man an ständiger Müdigkeit, Schlafstörungen, häufigem Durchfall, Kopfschmerzen und häufig auftretenden depressiven Verstimmungen.

Biotin

Das wasserlösliche, schwefelhaltige Biotin, auch Vitamin H genannt, ist wichtig für einen normal ablaufenden Protein- und Fettstoffwechsel. Es lindert Hautausschläge und Muskelschmerzen, ist hilfreich bei vorzeitiger Ergrauung des Haares und verhindert die Bildung von Ekzemen.

Enthalten in:
Bierhefe, Nüssen, Früchten, Rinderleber und ungeschältem Reis.

Hautprobleme - trockene oder fettige Haut -, Muskelschmerzen, Mattigkeit, Haarausfall und Schuppen können auf einen Mangel an Biotin hinweisen.

Vitamin B5

Die Pantothensäure (B5) ist lebenswichtig für das richtige Funktionieren der Nebennierendrüse. Es ist am Fett- und Zucker-Stoffwechsel beteiligt und somit auch indirekt am Schlankwerden und Schlankbleiben, beugt Erschöpfungen vor und verringert nachteilige Wirkungen verschiedener Antibiotika, ist unserem Immunsystem dienlich. Es ist das Energie-Vitamin!

Enthalten in:
Weizenkleie, Reiskleie, Eiern, Leber und Nieren.

Mangelerscheinungen äußern sich häufig durch niedrigen Blutzuckerspiegel, Krämpfe und Gelenkschmerzen sowie Taubheit in Armen und Beinen. Ebenso durch Geschwüre am Zwölffingerdarm.

Vitamin C

Der „Jungbrunnen". Vitamin C (Ascorbinsäure) macht „Leben" erst möglich. Es spielt eine enorm wichtige Rolle für unser körpereigenes Abwehrsystem, denn es stellt den größten Feind für alle Krankheitserreger, Parasiten, Mikroben, Milben und allen freien Radikalen dar. (Freie Radikale erklären wir in einem separaten Kapitel des Buches).

Freie Radikale sind die Ursache für Alterungserscheinungen, sind Auslöser vieler Krankheiten und können schließlich auch den Tod bewirken. Das wasserlösliche Vitamin C kann nicht lange gespeichert werden. Die tägliche Zufuhr in ausreichenden Mengen ist lebenswichtig. Raucher, altere Menschen und Menschen die ständig unter Stress stehen, haben einen erhöhten Bedarf an Vitamin C. Das Vitamin C ist wesentlich beteiligt an der Abwehr vieler Viruserkrankungen. Es wirkt immun-systemverstärkend. Bei der Senkung des Cholesterinspiegels ist es wesentlich beteiligt. Es führt zu weniger Blutgerinnseln in den Adern und hilft beim Abbau bereits vorhandener Ablagerungen in den Adern. Es wirkt am besten über den Tag verteilt und in Verbindung mit Vitamin E und einigen Bioflavonoiden.

Enthalten in:
Kiwis, Kartoffeln, Brokkoli, grünem Blattgemüse, Zitrusfrüchten, Tomaten, Zwiebeln und Kohlrabi.

Vitamin C-Mangel zeigt sich durch Erkältungsanfälligkeit, Zahnfleischbluten, Krampfadern, Schleimhautentzündungen, Hämorrhoiden, Übergewicht, Müdigkeit und Nervenschwäche. Neuerdings bringt man auch die Entstehung von Herz-Kreislauf-Erkrankungen in direkten Zusammenhang mit Vitamin C-Mangel.

Vitamin D

Das Calciferol (Vitamin D) produzieren wir selbst in unserem Körper. Die Einwirkung der ultravioletten Strahlen der Sonne auf unsere Haut produziert das Vitamin D, welches dann vom Körper aufgenommen wird. Einen Teil nehmen wir auch über unsere Nahrung auf. Es wird mit Hilfe von Fetten transportiert und durch die Darmwände aufgenommen.
Da es sich um ein fettlösliches Vitamin handelt, muss es ebenfalls regelmäßig ergänzt werden, besonders von Menschen, die wenig Sonnenlicht erhalten. Es hat wesentlichen Einfluss auf die Resorption von Kalzium und Phosphor und ist somit wichtig für unsere Knochen.
Es entgiftet den Körper von Bleirückständen und kräftigt Herz und Kreislauf.
Es beugt in der menschlichen Wachstumsphase der Knochenerweichung vor.
Es hat wichtige Funktionen bei der Hormonbildung. Gemeinsam mit den Vitaminen A, C mit Cholin, Kalzium und Phosphor ist seine Wirkung optimal.

Enthalten in:
Thunfisch, Hering, Lachs, Lebertran, Milch, Leber und Vollkrongetreide.

Mangelerscheinungen zeigen sich durch eiternde Zähne, Zahnausfall, Kurzsichtigkeit, Schlafstörungen, Gereiztheit, Vergrößerung der Gelenke an Knöcheln, Hand und Knie. Vitamin D kann in zu hohen Dosierungen zu Kalkablagerungen in den Arterienwänden, der Niere, der Lunge und der Leber führen.

Vitamin E

Das Tocopherol (Vitamin E) verzögert durch seine antioxidative Wirkung das Altern der Zellen.

Das fettlösliche Vitamin E wird im Herzen, in der Leber, in den Muskeln, sowie in den Fettschichten der Haut gespeichert. Durch seine antioxidative Wirkung verhindert das Vitamin E die Entstehung von Plaques in den Arterien, es beugt somit der Arterioskleroseg efahr vor.

Es hilft ferner bei der Neubildung und Erhaltung von Zellen, lässt Sie jünger aussehen, schützt die Lunge und verhindert die Bildung von Blutgerinnseln.
Des weiteren fördert es die Wundheilung besonders bei Verbrennungen. Das Tocopherol entfaltet seine optimale Wirkung in Verbindung mit Vitamin A, C und Selen. Das Vitamin E nennt man Alpha-Tocopherol.

Enthalten in:
Sojabohnen, Pflanzenölen, Spinat, Weizenkeimen, Eiern und Haferflocken.

Mangelerscheinungen zeigen sich in Altersflekken, bei Herzerkrankungen, durch welke Haut und durch eine schlechte Wundheilung. Rapide Abnahme der Leistungsfähigkeit kann auch ein Hinweis auf Vitamin E-Mangel sein.

Was sind Mineralstoffe und Spurenelemente?

Mineralstoffe sind lebenswichtige chemische Elemente, sie stellen einen bedeutenden Anteil in der menschlichen Ernährung dar. Unser Organismus besteht zu einem großen Teil aus Mineralien. Sie sind Grundsubstanzen des menschlichen Organismus, denn ein Teil unserer Zähne und Knochen besteht aus den Mineralstoffen Kalzium und Magnesium. Sie werden aber nicht nur für das Skelett benötigt, sondern haben eine Vielzahl von Aufgaben zu erfüllen. Der Organismus braucht also relativ große Mengen davon als tägliche Zufuhr.

Bei einigen mineralischen Substanzen ist dies nicht der Fall. Der Körper benötigt nur kleinste Mengen von ihnen. Deshalb nennt man diese Mineralstoffe Spurenelemente. Die wichtigsten Spurenelemente sind Zink, Chrom, Kupfer, Eisen, Fluor, Mangan und Jod. Spurenelemente spielen eine entscheidende Rolle bei der Aktivierung von Enzymen. Ebenso zur Stärkung der Abwehrkräfte und für den Sauerstofftransport im Blut. Einige von ihnen, z.B. das Selen, sind als Antioxidantien hervorgetreten.

Kalzium

Das am häufigsten vorkommende Mineral im menschlichen Körper, wirkt zusammen mit Phosphor. Gemeinsam sorgen sie für gesunde Knochen und Zähne. In Verbindung mit Magnesium sorgt es für gesunde Herz-Kranzgefässe. Kalzium, in jungen Jahren ausreichend zugeführt, kann der häufig im Alter auftretenden Osteoporose vorbeugen. Es fördert den Eisenstoffwechsel und unterstützt die Zellfunktionen. Es hilft dem Nervensystem beim Übermitteln von Impulsen. Kalzium entwickelt seine optimale Wirkung in Verbindung mit den Vitaminen A, C, D, Eisen, Phosphor und Magnesium.

Enthalten in:
Milch und Milchprodukten, Walnüssen, Erdnüssen, in grünem Gemüse, Lachs, Sardinen, Sonnenblumenkernen.

Magnesium

Magnesium ist notwendig beim Umwandeln von Blutzucker in Energie. Ebenso findet es seine Aufgabe beim Stoffwechsel von Kalzium und Vitamin C. Es hat Einfluss auf Nerven und Muskeln und ebenso ist es verantwortlich für eine normale Herz- und Muskelfunktion. Es wirkt in Verbindung mit Kalzium beruhigend. Ebenso unterstützt es die Nieren bei ihren wirkungsvollen Funktionen. Magnesium verhindert ferner mögliche Ablagerungen von Kalzium, sowie die Bildung von Nieren- und Gallensteinen. Besonders Menschen, die zu erhöhtem Alkoholkonsum neigen, haben einen erhöhten Magnesiumbedarf.

Enthalten in:
Mandeln, Nüssen, Pampelmusen, Zitronen, Äpfeln, Feigen und in grünem Gemüse.

Chrom

ist ein sogenannter Insulin-Co-Faktor und ist für den Zuckerstoffwechsel förderlich. Es übernimmt den Transport der Proteine an die Bedarfsstellen im Körper.

Bei Herz-Kreislauf-Erkrankungen und vor allem bei Zuckerkranken fiel Wissenschaftlern ein niedriger Chromspiegel auf. Sie stellten bei Diabetikern durch Nahrungsbeigaben von Chrom deutlich verbesserte Zuckerwerte fest. Teilweise konnten die Patienten ihre Medikamentendosierung erheblich reduzieren, einige konnten ganz auf Medikamente verzichten. Die Wissenschaftler fanden heraus, dass die Ursache für die verbesserten Werte der Diabetiker im Glukose-Toleranz-Faktor (GTF) zu finden ist, für dessen Aufbau der Körper Chrom benötigt. Der GTF sorgt dafür, dass das Hormon Insulin im Organismus wirken kann.

Enthalten in:
Muscheln, Schellfisch, Fleisch, Huhn, Maisöl, Bierhefe.

Kalium

reguliert gemeinsam mit Natrium den Wasserhaushalt des Körpers. Kalium und Natrium kämpfen um die Vorherrschaft in der Zelle. Wenn Kalium in die Zellen strömt, tritt Natrium heraus. Dies ist ein natürlicher und wichtiger Prozess, denn dieser Austausch liefert dem Körper die Energie, sich bewegen zu können. Der Natrium-Kalium-Austausch ist eine Grundvoraussetzung dafür, dass die Nerven- und Muskelzellen Reize weiterleiten können. Kalium ist besonders wichtig für einen ruhigen Herzschlag.

Wenn das Gleichgewicht zwischen Natrium und Kalium gestört ist, leiden die Funktionen der Nerven und Muskeln. Kalium hilft die Schadstoffe im Körper abzubauen und ist wichtig für die Regulierung des Blutdrucks. Kaliumverlust wird oftmals durch Durchfall hervorgerufen. Ebenso kann ein zu niedriger Blutzuckerspiegel für den Verlust von Kalium sorgen. Übermässiger Kaffee- oder Alkoholgenuss kann auch zu einem Kaliumverlust führen. Grundsätzlich muss Kalium nicht ergänzt werden, da es ausreichend in der normalen täglichen Nahrung enthalten ist.

Enthalten in:
Tomaten, Wasserkresse, Kartoffeln, Sonnenblumenkernen, grünem Gemüse, Zitrusfrüchten und Bananen.

Kupfer

Gemeinsam mit Eisen spielt Kupfer eine wichtige Rolle beim Ankurbeln der roten Blutkörperchen. Kupfer stellt gemeinsam mit Zink einen essentiellen Bestandteil vieler Enzyme dar und ist aufgrund dessen ein wesentlicher Bestandteil lebenswichtiger Vorgänge im Körper. Ebenso ist Kupfer wichtig für die vollständige Nutzung von Vitamin C. Es fördert die Bildung von Antikörpern im Immunsystem. Wenn Kupfer im Körper fehlt, kann dieser nicht mehr an die Eisenvorräte gelangen, die der Organismus dringend zum Aufbau einiger Blutbestandteile (Hämoglobin) braucht. Viele Mediziner haben die Bedeutung von Kupfer bei der Bekämpfung von anämischen Erkrankungen entdeckt. Intelligent konzipierte Vitalstoffpräparate beachten die Kontraktionswirkung verschiedener Stoffe, wie beim Verhältnis von Kupfer und Eisen oder wie bei Kupfer und

Zink. Nimmt man zuviel Zink zu sich, so senkt man den Kupfergehalt im Blut (ebenso umgekehrt).

Enthalten in:
Pfirsichen, Fisch, Nüssen, Meeresfrüchten, Kalbsleber, Weizen und getrockneten Bohnen.

Selen

sagt man besonders in Verbindung mit den Vitaminen A und E tumorhemmende Eigenschaften nach. Es ist eines der wichtigsten Spurenelemente in unserem Körper mit zentralen Aufgaben beim Aufbau verschiedener Enzyme (Eiweißverbindungen), ohne die im Körper quasi gar nichts funktionieren würde.

Besonders Enzyme, die zur Entgiftung des Körpers nötig sind, brauchen Selen unbedingt. Einige dieser Enzyme sind „freie Radikalen-Fänger“. Einige Formen der freien Radikalen können das Erbgut schädigen und im äußersten Fall sogar Krebs verursachen. Ausreichend Selen im Blut lässt Viren und Bakterien keine Chance. Bei den meisten chronisch Kranken stößt man auf einen verringerten Selenspiegel. Selen hilft ebenfalls dabei, das Gewebe, das durch Oxidation altert und hart wird, geschmeidig zu halten, also lange elastisch zu bleiben.

Enthalten in:
Brokkoli, Getreide, Thunfisch, Tomaten, Weizenkeimen.

Zink

ist an fast 200 Stoffwechselvorgängen im Organismus beteiligt. Es ist elementar notwendig für die körpereigene Herstellung des Hormons Serotonin.

Serotonin steuert nicht nur den Blutkreislauf, sondern ist entscheidend für unsere Stimmung. Zink ist als Partner vieler Abwehrzellen unersetzbar, denn ohne Zink würde diese Arbeit nur schwer oder gar nicht verrichtet werden. Leider nimmt der Zinkgehalt in unserer Nahrung immer mehr ab, z.B. durch sauren Regen oder bei der Konservierung von Lebensmitteln.
Zink ist für das Histamin, den Entzündungshemmer, im Körper wichtig. Fehlt Zink so wird Histamin freigesetzt, obwohl es nicht gebraucht wird und ruft ohne Grund eine Entzündung hervor. Eine leicht entzündliche und häufig gerötete Haut ist oft ein Zeichen für Zinkmangel.

Führt man einem Körper mit diesen Symptomen wieder Zink zu, so legt sich die Rötung schnell wieder. Besonders schlimm zeigt sich ein Zinkmangel bei der Neurodermitis. Oftmals lassen die schmerzlichen Hautentzündungen schnell nach, nachdem man den Betroffenen ausreichende Mengen von Zink gibt. Neueste Erkenntnisse weisen auf positive Einflüsse von Zinkgaben bei Schizophrenie hin.

Es hat positive Einflüsse auf die geistige Fitness. Auch Appetitlosigkeit kann ein Hinweis auf einen bestehenden Zinkmangel sein.

Enthalten in:
Bierhefe, Eiern, fettarmer Milch, Rind, Lamm, Schwein und Weizenkeimen.

Mangan

ist ein wichtiger Enzymbestandteil. Es ist für die Gesunderhaltung unserer Knochen mitverantwortlich.

L-Carnitin

ist ein sekundärer Pflanzenstoff und dient hauptsächlich als Transporteur der Energiesubstanzen. Es ist wichtig für die Herzleistung und spielt eine wesentliche Rolle bei der Energiegewinnung der Zellen. Es sorgt dafür, dass das Fett in die Zellen gelangen kann und somit die Energiegewinnungsprozesse in den Zellen richtig ablaufen. Besonders Herzkranke haben einen optimalen Nutzen durch Zugaben von L-Carnitin. Ebenso sollten Menschen mit Fettstoffwechselstörungen und Kinder in der Wachstumsphase auf L-Carnitin-Gaben nicht verzichten. L-Carnitin befindet sich in Stutenmilch und Lammfleisch.

Co-Enzym Q 10

Als sekundärer Pflanzenstoff arbeitet Q 10 mit L-Carnitin Hand in Hand. Es ist entscheidend an Fettstoffwechselprozessen beteiligt und sorgt für den optimalen Ablauf der Fettverbrennung im Körper. Q 10, auch Ubichinon genannt, ist ganz besonders wichtig für das Herz. Gesunde Menschen haben in der Tat genügend Q 10 im Körper gespeichert. Mit fortschreitendem Lebensalter oder bei Herzerkrankungen nimmt die Ubichinon-Konzentration im Körper rapide ab. Es wirkt sich positiv auf die Sauerstoffaufnahme aus und ist damit für Herzkranke und Leistungssportler ein Muss. Es kommt in Nüssen, Sardinen, rohem Obst und grünem Gemüse vor.

Enzyme

Sind Eiweiß-Verbindungen, die lebensnotwendige chemische Reaktionen im Körper vorantreiben, ohne dabei selbst zu reagieren. Ohne Enzyme wären diese lebensnotwendigen Vorgänge nicht möglich. Enzyme werden nicht verbraucht.

Es gibt etwa 700 verschiedene Enzyme mit ganz speziellen Aufgaben im Körper. Ohne Enzyme könnten wir nicht leben ...

Enzyme zerlegen unsere Nahrung in Magen und Darm in ihre chemischen Bestandteile. Der Organismus kann alle zugeführten Kohlenhydrate, Fette und Eiweiße unserer Nahrung erst in aufgeschlossener Form aufnehmen. Enzyme bilden in unserem Gewebe und in den Organen aus den Nahrungsbestandteilen körpereigene Moleküle. Ohne Enzyme würde unser Organismus „quasi“ verhungern.

Enzyme sind ferner dafür verantwortlich, dass abgestorbene und kranke Zellen abgebaut werden. Sie verhindern ferner Schäden an unseren Körperzellen, reparieren vorhandene Schäden und tragen Sorge dafür, dass unser eventuell geschädigtes Körpergewebe wieder hergestellt wird.

Enzyme finden in der modernen Medizin immer mehr Anwendungsbereiche. Sie werden bei Blutergüssen, Sportverletzungen wie Prellungen und Quetschungen aber auch bei Atemwegentzündungen und sogar in der Krebs-Therapie eingesetzt.

Enzyme unterscheiden sich grundlegend von den meisten anderen chemischen Molekülen unseres Körpers.

1. Enzyme gehen aus chemischen Reaktionen unverändert hervor. So sind sie in der Lage Ihre Aufgaben selbst wenn sie nur in kleinen Mengen vorhanden sind, immer wieder zu übernehmen.
2. Der menschliche Organismus ist in der Lage Enzyme zu hemmen und diese nur bei Bedarf einzusetzen. Dies ermöglicht eine sehr genaue und bedarfsgerechte Steuerung von Gewebeauf- und abbau.

Enzyme sind maßgeblich daran beteiligt unsere Gesundheit zu erhalten.

Co-Enzyme

sind die „Hilfspolizisten“ der Enzyme und unterstützen diese bei ihrer täglichen Arbeit.

Der menschliche Organismus hat sich im Laufe seiner Entwicklung auf den enormen Enzymbedarf so eingestellt, dass er Enzyme selber herstellt.
Damit der Körper die benötigten Enzyme täglich produzieren kann benötigt er Eiweißbausteine, auch Aminosäuren genannt, Vitamine, Mineralstoffe und Spurenelemente. Bestimmte Vitalstoffe wie die B-Vitamine gelten als besonders hilfreiche Co-Enzyme.

Fehlen dem Körper Vitalstoffe, so ist dieser nicht in der Lage ausreichend Enzyme zu produzieren und es entsteht ein Mangel, durch den viele Stoffwechselprozesse nicht mehr hundertprozentig ablaufen können.

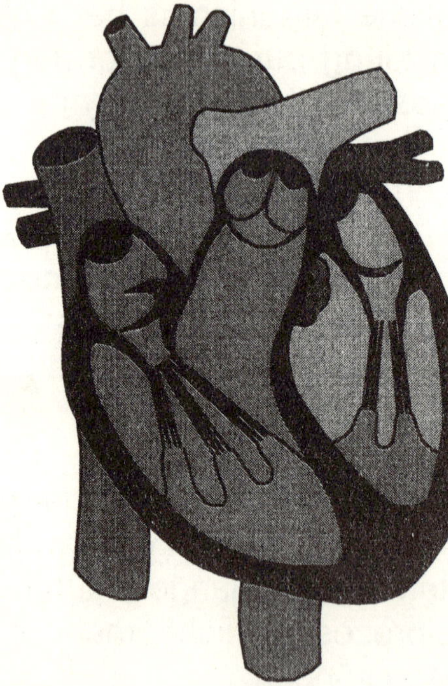

„Das Herz – eine Hochleistungsmaschine!“

Was sind Fettsäuren?

Fette bestehen aus Fettsäuren. Viele Fettsäuren stellt der Körper selbst her, einige müssen wir wieder über unsere Nahrung aufnehmen. Diese nicht selbst herzustellenden Fettsäuren sind einfache und mehrfache ungesättigte Fettsäuren. Wissenschaftler messen den Fettsäuren ungeheure Wichtigkeit bei der Vorbeugung von Krankheiten zu. Zu den wichtigsten Fettsäuren zählt man Omega 3- und Omega 6-Fettsäuren. Fettsäuren haben einen positiven Einfluss auf den Verlauf von Herz-Kreislauf-Erkrankungen und unterstützen die Funktionen zur Gesunderhaltung der Haut.

In der orthomolekularen Medizin spielt Fett (Glyzerin) nur als Energielieferant eine Rolle. Von Bedeutung sind jedoch die bei der Verdauung aus den Fetten freigesetzten Fettsäuren.

In unserer Nahrung kommen verschiedene Arten von Fettsäuren vor.

- gesättigte Fettsäuren enthalten nur Kohlenstoff-Einfachbindungen.
- einfach ungesättigte Fettsäuren enthalten eine Kohlenstoff-Doppelbindung
- mehrfach ungesättigte Fettsäuren enthalten mindestens 2 bzw. mehrere Kohlenstoff-Doppelbindungen

- Omega 3 Fettsäuren sind immer mehrfach ungesättigte Fettsäuren, d.h. sie enthalten mindestens 2 bzw. mehrere Kohlenstoff-Doppelbindungen
- Omega 6 Fettsäuren sind immer mehrfach ungesättigte Fettsäuren, d.h. sie enthalten mindestens 2 bzw. mehrere Kohlenstoff-Doppelbindungen

Die benötigten Fettsäuren bezieht der Mensch aus seiner Nahrung. Der Organismus ist in der Lage aus Zucker z.B. Palmitinsäure (gesättigt) und Ölsäure (ungesättigt) selbst herzustellen.

Mehrfach ungesättigte Fettsäuren der Omega 6 (z.b. Linolsäure) und Omega 3 (z.b. Linolensäure) Gruppe können nicht vom Körper in einer Eigensynthese produziert oder ineinander umgewandelt werden, daher bezeichnet man diese als essentiell. Sie müssen also in ausreichender über die Nahrung zugeführt werden.

Der Mangel an Omega 3 und Omega 6 Fettsäuren äußert sich bei Erwachsenen in Form von Hautveränderungen leider erst nach langen Perioden völligen Fehlens. Bei Säuglingen und Kleinkindern sind die Mangelzustände jedoch sehr häufig durch Wachstumsverzögerungen oder durch nervöse Störungen erkennbar.

Seit 1993 werden der Säuglingsnahrung Omega 3 Fettsäuren (Fischöle) zugesetzt. Durch einen Mangel an Omega 3 Fettsäuren und einer Übermäßigen Zufuhr von Omega 6 Fettsäuren (bedingt durch unsere heutigen Nahrungsmittel!), weicht das Verhältnis dieser Säuren zueinander auf.

Das Verhältnis von Omega 6 zu Omega 3 Fettsäuren beträgt etwa 4:1. Unser Organismus ist wahrscheinlich genetisch auf dieses Verhältnis eingestellt, da über die Jahrtausende der Verzehr von Fisch zurückging und der Fleischverzehr von nicht wildlebenden Tieren (also Masttiere!) immer mehr zunahm, wurde das Verhältnis dieser beiden Säuren zueinander verändert.

Diese Veränderungen macht man, unter anderem, für die dramatische Zunahme von Herzerkrankungen verantwortlich. In den modernen Industrieländern Europas und Amerikas spricht man bereits von einem Verhältnis von 20 Omega 6 Fettsäuren zu 1 Omega 3 Fettsäure in der Nahrung!

Die niedrigen Herzerkrankungsraten bei Japanern und Eskimos bringt man ebenfalls in direkten Zusammenhang mit der erhöhten Zufuhr von Omega 3 Fettsäuren aufgrund des erhöhten Fischverzehrs dieser beiden Völker.

Eiweiß und Aminosäuren

Alle, etwa 10.000 verschiedene, Proteine die der menschlichen Organismus besitzt, bestehen aus Aminosäuren. Zwanzig dieser Aminosäuren kommen im Organismus vor.

Als Aminosäuren bezeichnet man die Eiweiß-Bausteine. Eine Vielzahl der vom Körper benötigten Aminosäuren produziert dieser selbst.

Acht dieser Aminosäuren müssen wir durch unsere Nahrung zuführen, da sie der Organismus nicht selbst synthetisieren (herstellen) kann. Bei diesen spricht man von essentiellen, also lebensnotwendigen Aminosäuren. Man unterscheidet unter diesen 20 essentielle, semiessentielle und nicht essentielle Aminosäuren.

Essentielle	**Semi-essentielle**	**Nicht-essentielle**
Isoleucin	Arginin	Alanin
Leucin	Histidin	Asparaginsäure
Lysin	Tyrosin	Glutaminsäure
Methionin	Cystin/Cystein	Glykokoll (Glycin)
Phenyalanin		Serin
Threonin		Prolin
Tryptophan		Hydroxyprolin
Valin		

Alle Aminosäuren dienen als Bausteine für Proteine im Körper. Einige haben noch zusätzliche Aufgaben.

Zusätzliche besondere Aufgaben haben:

Aminosäure	**Zusatzaufgabe**
Arginin	Hilft bei der endogenen Freisetzung von Stickstoff
Isoleucin, Leucin, Valin	Regeln zum Teil Prozesse des Gehirnstoffwechsels
Phenylalanin	Ist die Muttersubstanz für die Bildung von Andrenalin und Tyroxin
Threonin	Hat besondere Aufgaben im Fettstoffwechsel
Tryptophan	Ist die Grundsubstanz von Serotonin und von Vitamin B 3 (Niacin)

Besonderer Einsatz von Aminosäuren bei der Behandlung von Krankheiten:

Arginin und Taurin werden erfolgreich bei Herzerkrankungen zur Verbesserung der Herzleistung eingesetzt.

Prolin, Hydroxyprolin (entsteht aus Prolin mit Hilfe von Vitamin C) und Lysin werden bei der Bekämpfung von Arteriosklerose eingesetzt. Ihnen wird nachgesagt, dass sie wahrscheinlich die Ablagerungen von Lipoprotein an den Arterienwänden verhindern. (Studie: Dr. M. Rath)

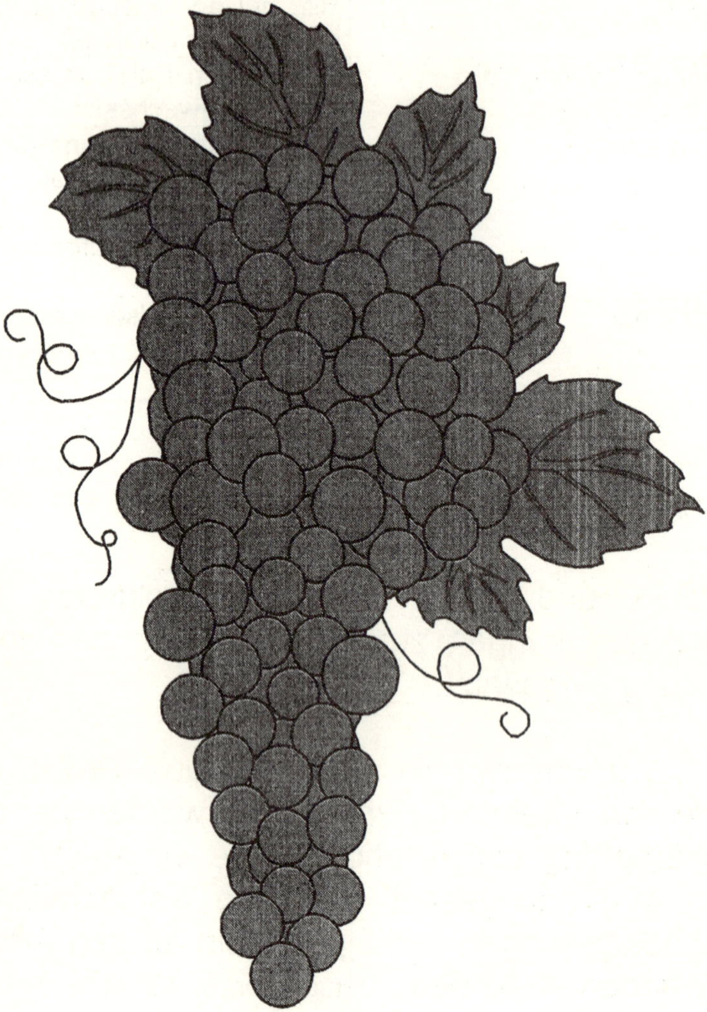

„Im Wein steckt Lebenskraft!"

Was sind sekundäre Pflanzenstoffe?

Als sekundäre Pflanzenstoffe bezeichnet man die von Pflanzen produzierten Bioaktivstoffe, welche durch den „sekundären“ Stoffwechsel der Pflanzen gebildet werden. Von den Pflanzen werden diese Substanzen zum Schutz vor Krankheiten, zur Abwehr von Schädlingen und als Duft und Farbstoffe produziert.

Neueste wissenschaftliche Forschungen zeigen, dass diese Bestandteile von Gemüse, Früchten, Beeren und Kräutern enormen Einfluss auf die Gesundheit des Körpers haben. Ihre antioxidativen Eigenschaften sind geradezu phänomenal.

Lebensmittelchemiker entdeckten in den vergangenen Jahrzehnten immer mehr Pflanzenstoffe, die im Organismus des Menschen positive Reaktionen verursachen. Einige dieser Stoffe aktivieren die Immunabwehr, bekämpfen Viren und Bakterien. Sie wirken zum Teil regulierend auf den Blutdruck und die Zuckerwerte; senken den Cholesterinspiegel und sorgen so für ein reduziertes Risiko für die Entstehung von Herz-Kreislauf-Erkrankungen.

Man bezeichnet die Sekundären Pflanzenstoffe (SPS) auch gern als Vitalstoffe, Bioaktivstoffe oder Phytamine.

Sekundäre Pflanzenstoffe schützen die Zellen:

Sie kommen in einer großen Vielfalt aber oftmals nur in geringen Mengen in den Pflanzen vor. Wir verzehren mit unserer Nahrung täglich etwa 1,5 Gramm sekundäre Pflanzenstoffe. Diese Menge an SPS setz sich aus bis zu 10.000 Einzelsubstanzen zusammen.

Man sagt den SPS nach, dass sie:

- Freie Radikale abwehren, die den Zellkern schädigen können und so die Tumorentwicklung begünstigen. Sie wirken also antioxidativ.
- Sie schützen die in der Zelle gespeicherten Erbinformationen vor Schädigung.
- Durch SPS wird die Bildung von Entgiftungsenzymen stimuliert und gleichzeitig werden körpereigene Ezyme, welche Vorläufersubstanzen zu Krebs erregenden Substanzen umwandeln können, gehemmt!
- SPS wirken somit einem unkontrollierten (mutierten) Zellwachstum entgegen.

Zu den SPS zählt man:

Carotinoide:
Diese Pflanzenstoffe stimulieren die Immunabwehr und wirken antioxidativ. Sie sind fettlöslich und werden deshalb in Verbindung mit Fett besser vom Körper aufgenommen. Das bekannteste ist das Beta Carotin, welches der Körper zu Vitamin A synthetisiert.

Flavonoide:
Es gibt etwa 5000 bekannte Pflanzenfarbstoffe in dieser Form. Wir finden sie in blauen, roten, violetten und gelben Früchten und Gemüsen vor. Flavonoide regen die körpereigenen Killerzellen an, wirken antioxidativ und hemmen ein unkontrolliertes Zellwachstum. Sie verhindern, dass sich Blutfettpartikel an den Gefäßwänden festsetzten und somit beugen Flavonoide Gefäßverengungen vor.

Das bekannteste ist OPC (Oligomeren Procyanidinen), ein Flavonol, welches in seiner Wirkung vom renommierten Pasteur Institut in Frankreich (Studie von Prof. J. Masquelier) dokumentiert wurde als indirekter Histamin Regulator, Affinität für Proteine, Schutz vor Protease, erstaunlich antioxidativ (18 x wirksamer als Vitamin C, 40 x wirksamer als Vitamin E!), mit den Vitaminen A,C und E in seiner Gegenwart bis zu 10 mal so lange aktiv. OPC ist bereits nach wenigen Minuten überall im Körper nachweisbar, auch im Gehirn.

Glucosinolate:
Diese Senföle wirken Krebs- und Bakterienhemmend. Sie werden über die Harn- und Atemwege ausgeschieden, wo sie unerwünschte Bakterien bekämpfen. Glycosinolate bremsen Schimmelpilze im Körper und regen die körpereigenen Entgiftungs-Systeme an.

Phytosterine:
Sie stellen das in Pflanzen vorkommende Gegenstück zum tierischen Cholesterin dar und sind diesem, chemisch gesehen, sehr ähnlich. Sie senken im menschlichen Organismus die Blutfettwerte und sollen so das Dickdarm-Krebs-Risiko senken!

Phytoöstrogene:
Diese Pflanzenstoffe, besonders Isoflavone und Lignane (Pflanzenhormone), sollen nach wissenschaftlichen Erkenntnissen den körpereigenen Östrogenen ähneln und vergleichbare Effekte haben. Nach fundierten Meinungen einiger Experten sollen Phyto-Östrogene wegen ihrer biologischen Eigenschaften eine entscheidende Rolle bei Prävention hormonabhängiger Krebsarten haben. (Prostata-, Brustkrebs). Ferner vermutet man, dass sie bestimmte Enzyme blokkieren, welche das Wachstum von Krebszellen auslösen.

Protease-Inhibitoren:

Diesen SPS spricht man ebenfalls Krebs hemmende Eigenschaften zu. Besonders bei Lungen-, Leber-, Speiseröhren- Dickdarm-, und Mundhöhlenkrebs.

Saponine:

Diese SPS nimmt der Körper nur in sehr geringen Mengen auf. Sie binden Cholesterin und Gallensäuren und senken somit das Risiko des Dickdarmkarzinoms.

Sulfide:

Diese schwefelhaltigen Substanzen (z.b. Alliin, Allicin) findet man z.B. in Knoblauch und gelten als äußerst vielseitig in Ihrer Wirkung. Wissenschaftlich ist noch nicht geklärt warum sie so antioxidativ sind. Man vermutet, dass sie Enzyme hemmen, welche die Krebs auslösende Stoffe im Körper aktivieren. Sie wirken extrem antimikrobiell (keimtötend).

Terpene:

Man spricht von etwa 4.500 verschiedenen Terpenen. Eine aussagekräftige und ausführliche Studie über deren Wirkung gibt es noch nicht.

Einige Terpene, wie die im Thymian enthaltenen sollen jedoch schleimlösend wirken.

Algen - die ältesten Lebensmittel der Menschheit!

Seit mehr als drei Milliarden Jahren gibt es Algen auf unserem Planeten. In der traditionellen chinesischen Medizin empfiehlt man Algen seit 4000 Jahren als gesundes, den Organismus kräftigendes Nahrungsmittel. Für die Azteken galten Algen als Grundnahrungsmittel.

In den vergangen 10 Jahren dokumentierten asiatische und amerikanische Forscher die Bedeutung von Algen für die Ernährung des Menschen. Sie belegten in einer Vielzahl von Studien, dass Algen uns gesünder und aktiver machen können.

Algen enthalten eine Vielzahl verschiedener Nährstoffe. Sie liefern dem menschlichen Organismus als Nahrungsmittel Vitamine, Mineralstoffe, Spurenelemente und Proteine.

Die ***Spirulina Alge*** zählt zu den Blaualgen ist reich an essentiellen Amino-, und Fettsäuren, Carotinoiden, Enzymen, Mineralien und Spurenelementen. Sie hat einen positiven Einfluss auf die Endonucleasen, dies sind Enyzme die unsere DNA (Erbgut) reparieren und uns vor Krebs schützen. Die in der Alge enthaltene Gamma-Linoleinsäure baut der Körper zu entzündungshemmenden Prostaglandinen ab. Der blaue

Farbstoff (Phycicianin) in der Alge begünstigt durch die stimulierende Wirkung unserer Blutbildenden Stammzellen, die Bildung von roten und weißen Blutkörperchen.

Die ***Klamath Alge*** auch AFA (Aphanizomenon flos-aqua) verdankt Ihren Namen und Ihre Wirkkraft dem Klamath-See in Oregon (USA). Der Klamath-See wird durch unterirdische vulkanische Quellen gespeist, die einen hohen Anteil mineral-, und spurenelementhaltiger Vulkanasche mitführen.

Die Klamath-Alge verfügt neben Ihren zahlreich enthaltenen Vitaminen, Mineralien und Spurenelementen, sowie 20 Aminosäuren (ebenso alle essentiellen!) über den höchsten Gehalt aller Nahrungsmittel an Glycoproteinen (Zuckereiweiße), welche der menschliche Organismus zu über 80 % aufnehmen und weiterverarbeiten kann!

Forscher nennen die Klamath Alge „Brain Food“ (Gehirn Nahrung) nachdem sie in Ihr bestimmte chemische Vorstufen von Nervenbotenstoffen fanden, welche die Gehirnleistung des Menschen verbessern können.

Die ***Chlorella Alge*** enthält mit einem Anteil von 70% das meiste Chlorophyll von allen Pflanzen. Wissenschaftler behaupten, dass das Blattgrün

(Chlorophyll) der Ursprung jeglichen Lebens auf der Erde sei, denn Pflanzen können nur durch Chlorophyll das Sonnenlicht in Energie umwandeln. Chlorophyll ist dem Blutfarbstoff, Hämoglobin sehr ähnlich. Es unterscheidet sich nur darin, dass das Chlorophyll an Stelle von Eisen, das unserem Blut die Rote Farbe gibt, das grünfärbende Magnesium aufnimmt. Sie aktiviert die Sauerstoffaufnahme unserer Zellen und beeinflusst unsere Stoffwechselprozesse positiv. Die Zellwandfasern der Chlorella-Alge sind fähig Schwermetalle zu binden und den menschlichen Organismus ohne Nebenwirkungen zu entgiften.

Mit Algenkomprimaten und Algenpulver können auch SIE Ihre Nahrung aufwerten!

Was versteht man unter „Ernährung?“

Unsere Ernährung früher und heute...

Die Menschheit existiert seit ca. 2 Millionen Jahren. Die Ernährung des Frühmenschen war abhängig von Klimaveränderungen, den Jahreszeiten und der jeweiligen geographischen Lage des Lebensortes.
Bereits unsere frühen Vorfahren legten den genetischen Grundstock für den heutigen Menschen und entwickelten sich zum „Allesfresser“. Die Menschheit entwickelte sich durch Ihre hohe Anpassungsfähigkeit, bezüglich Ihrer Ernährung zu dem, was wir heute sind.

Die genetische Ausstattung des Menschen hat sich seit etwa 500.000 Jahren nicht wesentlich verändert.

Unsere Vorfahren ernährten sich vorwiegend von Früchten. Man vermutet, dass wir in jener Zeit die Fähigkeit verloren Vitamin C (Ascorbinsäure) im Körper selbst herzustellen.

Die Ursache hierfür, so vermutet man, liegt in der hohen Konzentration von Vitamin C in Früchten, denn dieser machte eine Eigensynthese überflüssig. Seither ist, im Gegensatz zu den meisten Säugetieren, die externe Aufnahme von

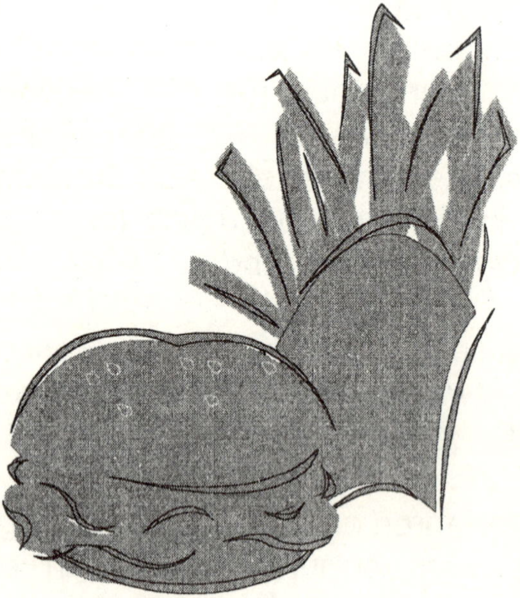

„Wir essen uns zu Tode!“

Vitamin C für den Menschen lebensnotwendig, wenn nicht sogar „überlebensnotwendig".

Der frühe Mensch lebte als Jäger und Sammler. Seine Nahrung bestand aus: Wildfleisch, Fisch, Eiern, Samen, Pflanzen, Nüssen und Früchten.

Durch die Entwicklung des modernen Ackerbaus veränderte sich das Ernährungsverhalten des Menschen grundlegend. Der Anteil an pflanzlicher Nahrung nahm überproportional auf bis zu 90% der aufgenommenen Nahrungsmenge zu.

Diese drastische Umstellung der Ernährung führte in der Evolution dazu, dass die Nachkommen des Frühmenschen ca. 15 cm kleiner waren.

Durch die Industrialisierung veränderte sich die Nahrung abermals. Der Fleischkonsum nahm wieder zu. Wir sind heute im Vergleich zu unseren frühen europäischen Vorfahren (etwa vor 50.000 Jahren) wieder genau so groß wie diese.

Der heutige Mensch ist von seiner Genetik her dem „Jäger und Sammler" der Frühzeit, mit nur wenigen unwesentlichen Veränderungen, angepasst.

Die wesentlichen Unterschiede in der früheren und der heutigen Ernährung liegen in der Auswahl der Grundnahrungsmittel:

Ernährung früher:

Wenig Fett, Salz, Getreide, Zucker und Milch, viele Vitamine, viel Eiweiß, Stärke, Mineralstoffe und Ballaststoffe

Wildfleisch
Fettgehalt ca. 4 – 5 %,
Reich an mehrfach ungesättigten Fettsäuren, besonders Omega 3

Pflanzliche Nahrung
Samen, Pflanzen, Nüssen und Früchte
(fast keine Getreideprodukte!)

Ernährung heute:

Viel Fett, Fleisch, Fisch, Getreide, Gemüse, Früchte, Milch und Milchprodukte

Fleisch domestizierter Tiere:
Fettgehalt ca. 30 % und mehr, praktisch keine Omega 3 Fettsäuren enthalten.

Der Unterschied:

1. Die Fettaufnahme ist heute mehr als doppelt so hoch und das aufgenommene Fett ist qualitativ wesentlich minderwertiger.
2. Der Zuckerverbrauch ist heute bis zehn mal höher.
3. Die Vitaminaufnahme, insbesondere Vitamin C und E sowie Folsäure ist heute im Vergleich um ein Vielfaches niedriger.
4. Die Natriumaufnahme ist heute ebenfalls um ein vielfaches höher, während die Kaliumaufnahme gesunken ist.
5. Wir essen heute viel weniger Ballaststoffe.
6. Die Zufuhr an Cholesterin hat sich nicht verändert.

Die für uns heute typischen Krankheiten wie Osteoporose, Krebs, Bluthochdruck, Allergien, Diabetes, Arteriosklerose und rheumatische Erkrankungen, welche auch immer mehr junge Menschen unserer Zeit heimsuchen, waren den Jägern und Sammlern selbst im fortgeschrittenen Lebensalter schier unbekannt. Die genetische Fähigkeit des frühen Menschen saisonal bedingte Ernährungsprobleme und auftretende Mangelversorgung, durch „Depotanlagen“ zu überbrücken spielt heute wahrscheinlich eine entscheidende Rolle bei der Entstehung von Übergewicht.

Ernährungsempfehlung für die heutige Zeit:

1. Den Zuckerverbrauch reduzieren
2. Den Fettkonsum reduzieren
3. Den Salzverbrauch reduzieren
4. Den Verzehr von Fisch erhöhen, um mehr Omega 3 Fettsäuren aufzunehmen
5. Den Verzehr von Obst und Gemüse erhöhen, um mehr Vitamine zuzuführen und den Körper mit ausreichend Ballaststoffen zu versorgen
6. Mind. 3 Liter Wasser ohne Kohlensäure täglich trinken

Kalorienbedarf:

(Tabelle der DGE 2000)

Alter	**Kilokalorien pro Tag**	
	Männlich	Weiblich
Säuglinge		
0 bis unter 4 Monate	500	450
4 bis unter 12 Monate	700	700
Kinder		
1 bis unter 4 Jahre	1100	1000
4 bis unter 7 Jahre	1500	1400
7 bis unter 10 Jahre	1900	1700
10 bis unter 13 Jahre	2300	2000
13 bis unter 15 Jahre	2700	2200
Jugendliche und Erwachsene		
15 bis unter 19 Jahre	3100	2500
19 bis unter 25 Jahre	3000	2400
25 bis unter 51 Jahre	2900	2300
51 bis unter 65 Jahre	2500	2000
65 Jahre und älter	2300	1800

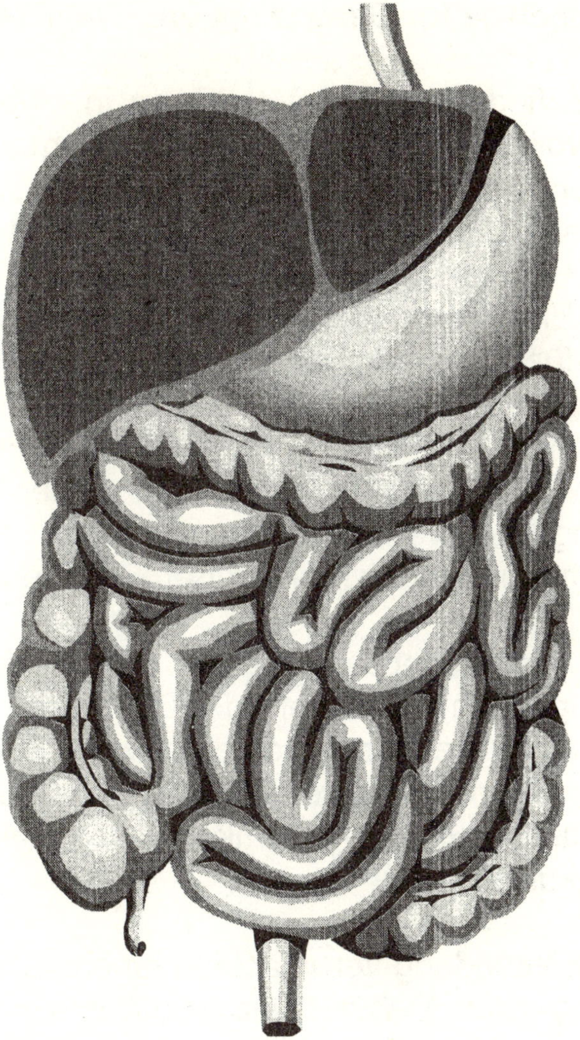

„Der Tod sitzt im Darm!“

Der Darm – unser wichtigstes Organ!

Ein gesunder und gut funktionierender Darm ist die Grundlage für Gesundheit und Wohlbefinden!

Oftmals finden wir unseren Darm in einem Zustand völliger Überforderung vor. Die modernen Lebensumstände unserer Zeit bringen oft mit sich, dass der Darm seine Aufgaben nicht richtig oder unvollständig erfüllen kann. Falsche, ungesunde Ernährung und zu wenig Bewegung sorgen dafür, dass der Darm träge wird. Dies führt dazu, dass der Darminhalt nur langsam weiterbewegt wird. Bakterien, Viren, Pilze, Mikroorganismen und Nahrungsrückstände wirken durch die lange Verweilzeit häufig zu lange auf die Schleimhäute und richten großen Schaden an.

Giftige Verdauungsrückstände bleiben in den Ausstülpungen (Darzotten) der Darmwand. Dies verursacht viele Darm-Probleme, wie z.B. Divertikulitis. Hierbei entstehen Entzündungen der Darmausstülpungen (Divertikel) durch Bakterien (Divertikulitis).

Diese Entzündung verursacht schmerzhafte Verstopfung und Fieber. Durch ballaststoffreiche Nahrung mit viel Flüssigkeit und durch körperliche Bewegung (z.B. Verdauungsspaziergang!) können Sie diesem Problem vorbeugen.

Viele Menschen leiden häufig unter Durchfall, der verursacht werden kann durch die übermäßige Aufnahme von Alkoholika, nicht ausreichendes Kauen der Nahrung, Infektionen, übermäßige Nahrungsaufnahme oder durch die schädigende Wirkung von Medikamenten, z.B. Antibiotika.

Immer mehr Menschen leiden unter Blähungen. Diese sind oft das Ergebnis einer schlecht funktionierenden Verdauung.

Durch eine Geschädigte Darmflora kann die Nahrung nicht mehr richtig vom Organismus verarbeitet werden. So kommt es zu Gärungen, Fäulnis und letztendlich zur Gasbildung.

Ist die Verstopfung bereits als Volkskrankheit einzustufen? Meiner Meinung nach Ja! Jährlich werden in Deutschland 3-stellige Millionen Beträge für frei verkäufliche Abführmittel ausgegeben.

Unter Verstopfung versteht man eine verzögerte Darmentleerung. Der Abstand zwischen den Darmentleerungen kann mehrere Tage betragen. In den meisten Fällen ist eine Fehlernährung die Ursache.

Wir essen im allgemeinen zu eiweißreich und zu ballaststoffarm. Durch vorwiegend sitzende Tätigkeiten sowie durch Flüssigkeitsmangel wird die Darmträgheit begünstigt. Allerdings kann auch ein Kaliummangel Beschwerden dieser Art hervorrufen!

Immer mehr Menschen in den modernen Industriestaaten erkranken an Darmkrebs!

Freie Radikale – „Freund oder Feind?“

Die Atmung bringt uns Menschen durch den Sauerstoff entscheidende Vorteile, aber auch erhebliche Risiken.

Der Vorteil der Atmung liegt darin, dass die Verbrennung (= Oxidation) von Sauerstoff (lat. Oxigenium) während des Atmungsprozesses große Mengen an Energie freisetzt. Dadurch entfaltet der menschliche Organismus erst Stoffwechseltätigkeiten, dies wiederum ermöglicht erst das aktive Leben des Menschen.

Bei Pflanzen, die keinen Sauerstoff verbrennen weiß man, dass diese daher kein „Gehirn“ entwickeln können.

Der vermeindliche Vorteil birgt jedoch auch ein erhebliches Risiko. Sauerstoff kann entweder selbst als „Singulett-Sauerstoff“ oder durch die Reaktion mit anderen chemischen Stoffen „freie Radikale“ bilden.

Freie Radikale sind aktive schädliche Stoffwechsel-Zwischenprodukte. Sie sind in der Lage die körpereigenen Eiweiße, Fette sowie die DNS (Erbsubstanz) anzugreifen.

Neben diesen, sich bildenden „freien Radikalen“ gibt es in unserer Umwelt viele weitere Stoffe wie z.B. Stickoxide, Chemikalien, oder Bestandteile im Zigarettenrauch und Industrie-Abgrasen die als „Freie Radikale“ wirken.

Freie Radikale spielen wegen Ihrer Toxizität und Ihrer somit krankheitsverursachenden Wirkung eine besondere Rolle für die Entstehung chronischer Erkrankungen.

Freie Radikale entstehen als Nebenprodukte der normalen Stoffwechselvorgänge.

Man unterscheidet:

- Singulett-Sauerstoff
- Peroxidradikale
- Superoxidanion
- Hydroxylradikale, sowie
- Folgeprodukte von Wasserstoffperoxid.

Freie Radikale haben in Ihrer Molekülstruktur immer ein oder mehrere ungepaarte (also „freie“) Elektronen und sind deshalb in der Lage, einzelne Elektronen von anderen Molekülen abzuspalten und so eine Art „Kettenreaktion“ mit der Bildung vieler neuer freier Radikale auszulösen.

Viele äußeren Einflüssen führen zu vermehrter Entstehung freier Radikale. Hohe körperliche und geistige Belastung führen zu einem erhöhten Sauerstoffbedarf im Körper und somit bilden sich vermehrt freie Radikale.

Man unterscheidet also:

Endogene (innere) Ursachen:

- Erhöhte körperliche und/oder geistige Belastung
- Entzündliche Prozesse im Körper
- Oxidative Enzyme

Exogene (äußere) Ursachen:

Luftverschmutzung durch Autoabgase, Ozon, etc., Strahlenbelastung (Sonnenbaden, Strahlentherapie)
Zigarettenrauch
Chemikalien
Arzneimittel

Die Einwirkung durch Freie Radikale auf den menschlichen Organismus wird mit der Entstehung vieler chronischer Krankheiten ursächlich in Verbindung gebracht:

- Katarakte (Grauer Star)
- Diabetes mellitus – Folgeerkrankungen
- Krebs
- Arteriosklerose
- Allgemeine Alterserscheinungen
- Neurogeriatrische Erkrankungen

- Störungen der Immunabwehr
- Rheumatische Erkrankungen

Natürliche Radikalfänger auch Antioxidantien genannt sind die „Schutzpolizei" des Körpers zur Abwehr von freie Radikale. Man unterscheidet antioxidative Enzyme nichtenzymatische Schutzfaktoren Antioxidanzien genannt.

Die wichtigsten bekannten antioxidativen Enzyme:

- Superoxid-Dismutasen
  Enzyme mit den Spurenelementen Kupfer, Mangan und Zink
- Katalasen
  Enzyme mit dem Spurenlement Eisen
- Glutathion-Peroxidasen
  Enzyme mit dem Spurenelment Selen

Enzyme kommen praktisch in allen Zellen des menschlichen Organismus vor. Sie haben die Aufgabe freie Radikale zu zersetzen und diese dadurch unschädlich zu machen. Um eine gute Voraussetzung zur Bildung dieser notwendigen Enzyme zu schaffen, ist es daher außerordentlich wichtig auf eine ausreichende Zufuhr von Spurenelementen (besonders Eisen, Zink, Mangan, Kupfer und Selen) zu achten!
Durch Enzyme allein ist der Schutz des Körpers nicht ausreichend.

Der Körper besitzt noch eine zweite Schutztruppe, die Antioxidantien. Sie reagieren direkt mit den freien Radikalen und machen diese so unschädlich.

Die wichtigsten bekannten Antioxidantien sind die Vitamine A,C,E, Beta Carotin (Provitamin A), sonstige Carotinoide, Ubichion (Q10) und Bioflavonoide (sekundäre Pflanzenstoffe).

Die wichtigsten dieser Substanzen müssen dem Organismus regelmäßig mit der Nahrung zugeführt werden. Es handelt sich bei ihnen also um essentielle (lebensnotwendige) Nährstoffe. Antioxidantien werden, im Gegensatz zu den überwiegend regenerierbaren Enzymen, „verbraucht“. Der menschliche Organismus basiert auf einem wässrigen (Blut) und auf einem Lipid-Umfeld (Fettzellen) In beiden Umfeldern existieren freie Radikale.

Der Organismus braucht also wasserlösliche und fettlösliche Antioxidanten. Aber auch andere Nährstoffe können antioxidativ wirken, wie z.B. pflanzliche Polyphenole (in Rotwein), Lycopin (in Tomaten) und Flavonoide.

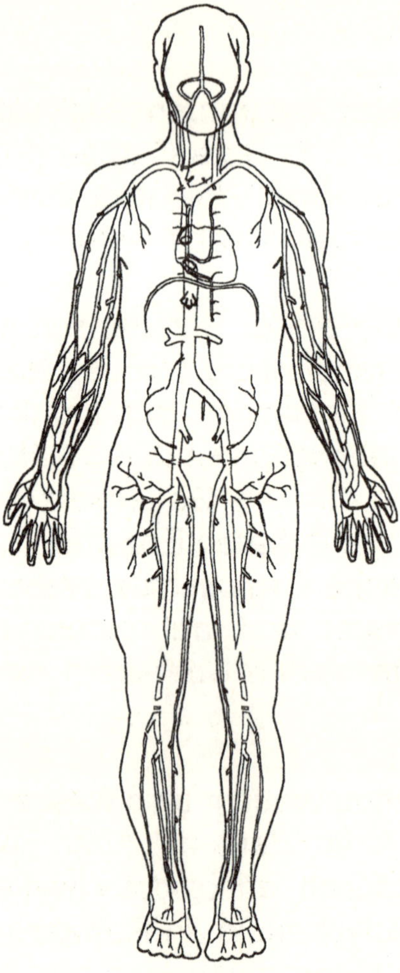

„Die Kraft kommt aus den Kleinigkeiten!“

Künstlich oder Natürlich?

Die teilweise mit einer verbiesterten Vehemenz geführte Diskussion darüber, ob natürliche Substanzen den künstlichen vorzuziehen sind, leidet von vorneherein unter einem schwammigen Sprachgebrauch und waberigen Definitionen. Hierbei werden exakte Begriffe aus der Chemie oder Pharmazie in unzulässiger Weise verallgemeinert oder gar völlig unsinnig gebraucht.

Das Wort künstlich hat viel mit Kunstwerk zu tun, also einer Sache, die es in dieser Form, in diesem Umfeld in der Natur nicht gibt. Ganze Landschaften sind künstlich angelegt, dennoch wird wohl kaum jemand allein deswegen von einer Kunstlandschaft sprechen. Insgesamt ist dieser Begriff nicht eindeutig definiert, die Wissenschaft lebt jedoch von der Genauigkeit.

Der Begriff synthetisch wird in der Regel mit künstlich gleichgesetzt, ist jedoch eindeutiger belegt und umschreibt praktisch immer einen Stoff oder Vorgang, den es in dieser Form in der Natur nicht gibt. Typisch dafür sind synthetische Kleiderstoffe (Diolen, Polyester, usw.).

Aber: Synthetisiert der Chemiker etwas, dann ist damit das Zusammenfügen verschiedener Substanzen gemeint; im engeren Sinne handelt es sich bei diesen Stoffen um natürliche Elemente, im weitesten Sinne können jedoch auch Moleküle gemeint sein. Es lässt sich daraus nicht ablesen, ob die jeweils gemeinte Synthese ein natürlicher oder unnatürlicher Prozess ist.

In der aktuellen Auseinandersetzung werden die Begriffe synthetisch und künstlich gleichgesetzt. Grundsätzlich stehen wir auf dem Standpunkt, dass natürliche Substanzen den künstlichen vorzuziehen sind. Es ist sogar die Frage, ob der Mensch überhaupt synthetische Substanzen in Massen herstellen sollte, da deren (Wechsel-) Wirkungen und ökologische Folgen nicht überschaubar sind. Letztendlich fingert man damit in einem Jahrmillionen alten chemischen Gleichgewicht herum und hat keine Ahnung von den langfristigen Effekten.

Dennoch ist ein Naturprodukt deswegen noch lange nicht harmlos oder gar per Definition gesund. Auch Arsen, Fliegenpilz und Kolibakterien sind Naturprodukte.

Andererseits gelten manche Naturprodukte, wie z.B. Hormone, als unnatürlich – was ebenfalls Unsinn ist .

Die gegenwärtige Polarisierung von künstlich oder natürlich geht allzu oft an der Sache vorbei und folgt lediglich dem derzeitigen Modetrend. „Bio“, „Öko“ und „Natur“ verkauft sich nun mal gut und etliche Produkte sind bereits so ökologisch, ökologischer geht`s nicht mehr ...

So verwendet die häufige Frage, ob „natürliche Vitamine“ den „künstlichen“ vorzuziehen sind, unklare Begriffe - und jede Beantwortung geht daher haarscharf an der Sache vorbei. Der Unsinn, der mit den Terminologien betrieben wird, grenzt teilweise an bewusste Irreführung. Letztendlich werden klare Begriffe ideologisch „verbastert“ – was leider alte Tradition hat -, um angebliche Qualitäten zu unterstreichen, die in der Form nicht existieren.

Vitamine sind ein Naturprodukt, wie eine Kartoffel auch. Ein synthetisches Vitamin entspräche einer synthetischen Kartoffel – und was bitte soll das sein? Künstliche Mineralien, wie z. B. Selen, wären sogar ein göttliches Wunder, weil der Mensch (bis dato) keine Elemente herstellen kann.

Aber es gibt durchaus Unterschiede im Herstellungsverfahren (bzw. in der Aufzucht der Kartoffel), die möglicherweise zu unterschiedlichen Wirkungen führen. Grundsätzlich aber handelt es sich bei allen Lebensmitteln – egal ob Kartoffel oder Vitamine – um natürliche Substanzen, also Stoffe, wie sie auch von der Natur verwendet werden.

Natürliche Moleküle sind z. B. das Vitamin C oder das Hormon Östrogen, aber auch giftiges Arsen und andere Schwermetalle wie Blei und Cadmium sind natürliche Substanzen.

Der Mensch ist jedoch in der Lage Moleküle (nicht Atome) herzustellen, die es in der Natur so nicht gibt. Nur diese Moleküle verdienen die Bezeichnung künstlich oder synthetisch. Dann aber bekommen die Moleküle auch einen Kunstnamen.

Im Bereich der Textilien hat der Mensch sich mittlerweile an die diversen Bezeichnungen gewöhnt: Baumwolle ist Natur, Diolen ist Kunststoff. Beide haben Vor- bzw. Nachteile, Mischungen sind gang und gäbe – und über die immense Palette weiterer Substanzen in Textilien ist damit nichts gesagt.

Da es sich bei synthetischen Produkten um eine eigene Erfindung handelt, kann man sie patentieren lassen und wird damit für die Industrie interessant. Ob die synthetische Substanzkreation (z.B. Medikament) mehr schadet als nutzt, wird bei der Patentvergabe nicht hinterfragt. Insofern sind Hinweise auf Patente in diesem Zusammenhang generell Nullaussagen.

In vielen Fällen ist eine exakte Abgrenzung zwischen künstlich oder natürlich schwer. Bei der bekannten Acetylsalicylsäure (ASPIRIN) wurde ein natürliches Acetyl (Essig) mit einem natürlichen Salicyl (Birke) gekoppelt. Zwar handelt es sich bei den Einzelbestandteilen um Naturprodukte, aber das fertige Molekül gibt es in dieser Form in der Natur nicht.

In letzter Konsequenz ist jede Haushaltsküche eine Art Labor, in der die ursprüngliche (molekulare) Form von Nahrungsmitteln verändert wird. Um dennoch eine Unterscheidung zu ermöglichen, definiert man „künstliche Moleküle“ in aller Regel als Substanzen, die man gezielt in ihrer Form verändert hat (um z.B. in den Genuss des Patentrechts zu kommen).

Nun gibt es bestimmte Verfahren, um diese oder jene natürliche Substanz zu gewinnen. So kann man Vitamin C aus Obst synthetisieren oder aus Glucose herstellen. Der Kostenunterschied ist gewaltig, dennoch erhält man in beiden Fällen identische Moleküle Vitamin C. Würde man das reine Vitamin C einer Zitrone neben das Vitamin C aus dem Glucoseverfahren legen - es wäre kein Unterschied feststellbar, weder im Aussehen, noch in der Wirkung. Wohl aber im Preis.

Was in Wahrheit oftmals verglichen wird, ist reines Vitamin C und Vitamin C mit Begleitstoffen (Flavonoide). Hier vergleicht man Kühe mit Kälbern. Da die Wirkung der Flavonoide auf Vitamin

C durchaus allgemein bekannt ist – es steigert deren Bioverfügbarkeit um ein Vielfaches -, fügen manche Hersteller die Bioflavonoide dem reinen Vitamin C wieder zu.

Im Nebensatz: Mit „natürlichem“ Vitamin C, wie z. B. in Acerolaprodukten, könnte man den heute empfohlenen Bedarf kaum decken, denn es enthält lediglich ca. 7% Vitamin C (oft wird noch „synthetisches“ Vitamin C hinzugefügt) – und ist teurer.

Entscheidend dürfte der Umstand sein, dass es bisher keinen handfesten Beweis dafür gibt, dass der Organismus einen Unterschied zwischen „natürlichem“ oder „synthetischem“ Vitamin C macht. Jedenfalls so lange man von reinem Vitamin C spricht.

Vergleicht man hingegen die verschiedenen Verfahren der Vitamin-E-Gewinnung, dann sind Qualitätsunterschiede, die sich physiologisch auswirken, feststellbar. Vitamin E besteht aus nur drei Elementen, nämlich Wasserstoff, Sauerstoff und Kohlenstoff. Im räumlichen Aufbau hat dieses Vitamin jedoch eine Vielfalt, die gar nicht mehr in Worte gefasst werden kann: Von mehreren Milliarden Vitamin E-Molekülen ist keines wie das andere. Bei der einen Herstellungsart sind alle Vitamin E-Moleküle gleich; bei einem anderen Verfahren entsteht die auch in der Natur vorkommende Vielfalt. In diesem Fall wurde ein Unterschied in der Wirkung festgestellt.

Aber alles andere als eindeutig: Denn mal wirkt das „gleichförmige“ Molekül besser, mal das „vielfältige“.

Auf den Punkt gebracht, ist es eine pure Verkaufsmasche, wenn man mit den Begriffen „natürlich“ oder „biologisch“ so umgeht, als ob sie für sich schon Qualität verheißen würden. Suggeriert wird dabei die angebliche Überlegenheit nicht-industrieller Produkte. Das ist – sorry – Kundenverarschung, denn praktisch alles wird industriell bearbeitet. Andernfalls könnte es sich kein Mensch mehr leisten.

Es ist vergleichbar mit der Joghurtherstellung. Niemand wird ernsthaft behaupten, dass Joghurt ein Kunstprodukt ist, obwohl in den Verkaufsregalen viele verschiedene Sorten angeboten werden und alle industriell gefertigt sind.

Die meisten wissenschaftlichen Untersuchungen beziehen sich übrigens auf die „einfache“ industriell gefertigte Substanz, in der bei den Krankenhäusern/Instituten üblichen, pharmazeutischen (reinen) Qualität. Natürlich wird dabei gelegentlich festgestellt, dass diese oder jene Darreichungsform (zum Beispiel Ascorbinsäure und Flavonoide) der Monosubstanz überlegen sind.

Dennoch beruhen die Erkenntnisse der Mikronährstoff-Forschung fast ausnahmslos auf industriell gefertigten Substanzen – allein schon aus Kostenerwägungen. Vitamine, die man z. B. aus Obst extrahiert („natürlich"), sind nämlich teilweise extrem teuer oder gar mit Vorsicht zu genießen. So enthalten bestimmte ölige Extrakte zwar viel Vitamin E, aber die ölige Basis neigt zur Oxidation, wodurch das Produkt möglicherweise eher schadet als nützt. „Natürliches" Vitamin C ist in Reinform extrem teuer, als Extrakt (z. B. Acerola) zwar preiswerter, aber immer noch kostbar. Hinzu kommt, dass vor allem natürliche Substanzen oftmals verunreinigt sind. Zwar überwacht der Staat bestimmte Grenzwerte, aber sie beziehen sich auf deutsche Dosierungsempfehlungen.

So bewegen sich die Verunreinigungen von preiswertem Vitamin C (oft ausländische Importe) zwar innerhalb der gesetzlich zulässigen Grenzen, aber man geht dabei von der DGE-Dosierempfehlung (75 mg/täglich) aus. Folgt man den jüngeren Empfehlungen (3.000 - 15.000 mg), dann sieht das schon anders aus.

Die Unterscheidung nach künstlichen oder natürlichen Vitaminen ähnelt im Regelfall einer Diskussion über einen schwarzen Schimmel.

Vor allem im Bereich der sekundären Pflanzeninhaltsstoffe (Heilpflanzen; Gemüsekonzentrate) wird man sogar vergeblich nach „künstlichen“ Produkten suchen. Man kann sie entweder überhaupt nicht „künstlich“ herstellen oder nur mit enorm viel Aufwand.

Fazit: Bereits die Frage, ob natürliche Nährstoffen den „synthetischen“ vorzuziehen sind, ergibt – außer bei Vitamin E – keinen Sinn. Bezieht man sich auf das Herstellungsverfahren, dann lässt sie sich nicht allgemein beantworten und muss von Fall zu Fall entschieden werden.

Im Nebensatz:
Bringt man die Diskussion synthetische / natürliche Vitamine auf den Punkt, dann bleiben nur noch wenige eindeutige Fakten:

Man kann letztendlich nur das Produkt (z. B. das Vitamin-C-Molekül von Hersteller XY) untersuchen, denn – es liegt auf der Hand – kein Hersteller wird Details über seine Herstellung preisgeben. Das fällt unter das Betriebsgeheimnis.

Fast alle Untersuchungen basieren auf marktüblichen, industriell gefertigten Substanzen.

Tatsache ist ebenfalls (gerichtlich festgestellt in einem Kartellverfahren, bei dem die betroffenen Firmen verurteilt worden sind), dass drei europäische große Pharmaunternehmen 90% des Vitaminhandels (Rohstoffe) beherrschen. Sogar US-Firmen kaufen ihre Rohstoffe in Europa, verarbeiten diese in den Staaten – und wir importieren sie wieder aus den USA.

Es ist vielmehr fraglich, woher die heutzutage notwendigen riesigen Mengen an „natürlichen Vitaminen" eigentlich kommen sollen.

BIOLOGISCH

Auf einer anderen Ebene bewegen sich z.B. Gemüse aus biologischem Anbau. Zwar bleibt auch hier die Kartoffel eine Kartoffel, also ein Naturprodukt, aber die unterschiedliche Behandlung führt zu anderen Qualitäten, sowohl des Produktes selbst, als auch bezüglich des ökologischen Kreislaufs.

Allerdings sind auch hier eindeutige Aussagen schwierig. So unterscheidet sich die Bio-Kartoffel möglicherweise nur geringfügig von der Kartoffel des konventionellen Anbaus, wenn man sich auf herkömmliche Parameter (wie Trockensubstanz, Eiweißanteil, Vitamingehalt, Nitratgehalt usw.) beschränkt. Das ändert sich jedoch, wenn man andere Werte wie z.B. die Energiewerte miteinander vergleicht. Biokost zeichnet sich beispielsweise durch höhere Reduktionskapazitäten aus, d.h., sie enthalten mehr energiereiche Elektronen.

Fazit: Begriffe wie „Bio“ und „Natur“ werden derzeit sehr oft missbräuchlich genutzt und sind für sich gesehen noch keine Qualitätsgarantie.

NATUR ÜBER ALLES?

So sanft sich die Naturheilmethoden oder die ganzheitliche Medizin auch gibt – im Umgang mit der Natur hapert es. So wird gerne übersehen, dass deren Protagonisten vor lauter „Natur“ zum Raubbau anstiften. Manche Produzenten betonen sogar die Überlegenheit ihrer wild wachsenden Rohstoffe und ignorieren, dass der steigende Bedarf der industriellen Nationen schon längst zur Gefährdung mancher Art geführt hat. Wilder Ginseng gilt in Nordkorea bereits als bedrohte Art. Die Zahl der Moschushirsche ist drastisch zurückgegangen (Moschus wird u.a. in etlichen homöopathischen Rezepturen verwendet).

Die unkritische Akzentuierung von „Natur“ ist letztendlich kontraproduktiv: 80% der in Europa gehandelten Heilkräuter stammen aus der Wildnis. TRAFFIC, ein Artenschutzprogramm des World Wide Fund of Nature (WWF), warnt bereits vor den Folgen.

STANDARDISIERUNG

Im Bereich der Heilpflanzen (Extrakte) macht es eher Sinn sich mit dem Begriff "natürlich" auseinander zu setzen, dafür taucht hier eine andere Problematik auf.

So können bereits die Rohstoffe (z.B. Ginkgoblätter) je nach Land, Erntezeitpunkt, Wetter, Boden usw. in ihrem Wirkstoffgehalt sehr stark schwanken, von der unfreiwilligen Befrachtung mit Herbiziden, Pestiziden u.a. mal zu schweigen. Um einen gleichmäßigen Wirkstoffgehalt zu erhalten, ist zusätzlicher Aufwand erforderlich, der mit dem Begriff STANDARDISIERUNG umschrieben wird: Jetzt kann der Produzent einen bestimmten Gehalt (z. B. 25% Anthocyane) garantieren. Das macht sich zwangsläufig im Preis bemerkbar, ist es jedoch u.U. wert.

Doch auch hier gibt es Haken und Ösen, denn die Standardisierung bezieht sich immer auf eine bestimmte Substanz, der man die Wirkung zuschreibt. Das kann stimmen – muss aber nicht sein.

NEBULÖSER MARKT

Es ist kaum ein Markt so undurchsichtig, wie der der Pillen und Pülverchen. Das fängt bereits mit der Abgrenzung von Arzneimittel, Nahrungsergänzungsmittel und Lebensmittel an. Erschwert wird dies durch neue Produktgruppen wie z. B. „Functional Food“ oder abenteuerliche Wortschöpfungen, die nichts bedeuten.

Die sehr stark vertretene Pharmafront und deren zahlreichen Interessenvertreter werfen dabei ebenso fleißig mit Nebelgranaten, wie die Produzenten von Nahrungsergänzungsmitteln. Die Unkenntnis des Verbrauchers wird gelegentlich geradezu schamlos ausgenutzt, und überzogene Darstellungen gehören inzwischen schon fast zum guten Ton.

Leider bestechen viele Hersteller vor allem durch ihre „juristischen Qualitäten“ für Propagandazwecke und weniger durch fachliche oder pharmakologische.

Beispiele:

Es ist juristisch völlig korrekt, wenn ein Hersteller auf seinem Produkt z. B. 500 mg Magnesium angibt, auch wenn kein einziges Magnesiummolekül für den Menschen verwertbar sein sollte. Entscheidend für die Bioverfügbarkeit ist jedoch der elementare Anteil, und er kann nur noch ein Bruchteil sein.

Es ist rechtlich auch nicht anfechtbar, wenn ein Produzent z. B. 100 mcg Selen angibt, von denen jedoch nur die Hälfte überhaupt angerechnet werden kann. Selen ist nämlich immer an eine Trägersubstanz gebunden (z. B. Selenmethionin), und bei diesen und ähnlichen Angaben ist es „üblich", das Gewicht von Selen und seinem Träger anzugeben.

Andere Hersteller beziehen sich wiederum nur auf den elementaren Anteil, d.h., der Gesamtgehalt wird erst gar nicht angegeben. Vorsicht also bei Preisvergleichen!

Es gibt immer wieder Angebote, bei denen man sich nur wundern kann. Mal zahlt man DM 420,-; mal DM 7,- für (umgerechnet) 1 g Coenzym Q10. Der erste Preis ist unverschämt hoch, der zweite jedoch unverständlich niedrig.
Coenzym Q10 kostet im Großhandel pro Kilo etwa DM 3.000,- bis DM 5.000,-; 1 g kostet also DM 3,- bis DM 5,-.

Berücksichtigt man die weiteren Verarbeitungs- und Vertriebskosten, die erheblich sind und den Verkaufpreis vervielfachen(!), dann wäre ein Endverbraucherpreis irgendwo zwischen DM 20,- und DM 40,- pro Gramm noch als normal anzusehen. DM 420,- pro Gramm sind absurd teuer; DM 7,- jedoch verdächtig preiswert.

Man hüte sich dabei vor Milchmädchenrechnungen: Zwar kosten viele Inhaltsstoffe nur Pfennige, aber die Verarbeitung zum Endprodukt (Verkapselung, Abfüllung, Dosen, Etiketten usw.), Vertrieb, Werbung u.v.a.m. lassen die Kosten explodieren. Legt man den Kilopreis im Großhandel zu Grunde, so mag der Inhaltsstoff eines Produktes zwar nur DM 5,- betragen. Bis dieses Produkt jedoch auf dem Ladentisch steht, kostet es z.B. DM 80,-. Dabei mag sogar noch sehr knapp kalkuliert worden sein.

Es verhält sich ähnlich wie bei einem neuen DM 60.000,- Wagen, der nur DM 20.000,- kosten soll: Wer würde da nicht stutzig werden?

Völlig undurchsichtig kann es bei den Heilpflanzen werden. Hier muss der Konsument sehr genau lesen. Bezieht der Hersteller seine Angaben auf die Pflanze (z. B. Ginsengwurzel) oder einen Extrakt (Konzentration?) oder den eigentlichen Wirkstoff (das wären bei Ginseng die Ginsenoide) oder macht der Hersteller womöglich gar keinen nachvollziehbare Aussage dazu?

Aber auch wenn man etwas Ahnung von der Sache hat und Inhaltsangaben zu deuten weiß, ist man vor „Beschiss“ nicht sicher. Wobei jede Nation gewissermaßen eigene Gesetzeslücken nutzt. So ist es in Deutschland bei vielen frei verkäuflichen Heilpflanzen (Johanniskraut, Baldrian) schon fast üblich, dass sie nicht wirken. Das geht auch nicht anders: Laut Gesetz fallen praktisch alle wirksamen Dosierungen unter das Arzneimittelgesetz. Folglich wurde in einer Untersuchung festgestellt, dass es in Deutschland nur ein einziges Johanniskrautpräparat mit einer wirksamen Dosierung gab – und das war rezeptpflichtig.

Andere Länder, anderer „Schmu“: Zwar dürfen in den USA wesentlich höhere Dosierungen als in Deutschland frei verkauft werden, aber dafür ist in den US-Produkten oft nicht drin, was auf den Etiketten draufsteht. In einem Test der Los Angeles Times (8/98) enthielten von den untersuchten Johanniskrautpräparaten nur 20% genau das, was auf dem Etikett angegeben war.

Ein sehr beliebtes Spiel ist der Hinweis auf ein oder mehrere Patente. Das klingt gut und bedeutet unter Umständen weniger als nichts. Generell kann man auf ein Naturprodukt wie z.B. ein Vitamin, ein Hormon oder Kuhmilch kein Patent erwerben. Wohl aber kann man ein bestimmtes Herstellungsverfahren patentrechtlich sichern lassen. Für sich gesehen hat es für den Konsumenten im Regelfall keinerlei Bedeutung, wie etwas hergestellt wird – solange das Ergebnis identisch ist.

Überspitzt formuliert: Wenn es darauf ankommt einen Nagel in die Wand zu hauen, dann kann man dies einfach, schnell und preiswert mit einem Hammer erledigen oder mittels eines hoch komplizierten, sündhaft teueren Gerätes, das patentiert ist. Im Patentverfahren wird nicht geprüft, ob die „Erfindung" irgendeinen Segen für die Menschheit darstellt. Der größte Blödsinn ist schon patentiert worden.

Es ist sogar für Fachleute oft schwierig raffinierte pseudo-wissenschaftliche Dichtung (Werbeaussagen) von Wahrheit zu unterscheiden. Dem Laien, dem die Fakten oftmals nicht zugänglich sind, hilft nur ein sehr kritischer Blick auf die Wortwahl:

Lobeshymnen wie „sofortiger Erfolg", „einmalig", „geheimnisvoll" usw. sind Worthülsen. Hinweise auf wissenschaftliche Untersuchungen sollten zumindest überprüfbar sein. Es ist schon ärgerlich genug, dass viele wissenschaftliche Untersuchungen von dubiosen Quellen kommen oder allzu einseitig ausgelegt werden und im Grunde nichts wert sind. „Waberige Aussagen" wie „kosmische Kräfte", „blutreinigend", „befreit von Giften" usw. sind mit Vorsicht zu genießen.

Behauptungen aller Art, die sich auf irgendeine Erkenntnis beziehen, die angeblich nur diese Firma hat oder nur dieses Produkt berücksichtigt, sollte man in aller Regel gleich wieder vergessen. Es gibt im wissenschaftlichen Bereich kein „Geheimwissen“. Entweder ist es allgemein bekannt, dass dieses oder jenes so und so wirkt – oder unbewiesen.
Allheilmittel, die angeblich jedem und/oder bei jeder Krankheit helfen, gibt es nicht und wird es wohl auch nie geben. (Nicht zu verwechseln mit allgemeinen Stärkungsmitteln, wie z.B. Ginseng. Stärkung ist nicht gleich Heilung.)

Man hüte sich vor Fern-, Schnell-, Gut- oder gar Laiendiagnosen aller Art! Nicht umsonst haben Fachärzte eine 12-jährige Ausbildungszeit hinter sich – und sind dennoch nicht gegen Irrtümer und Fehldiagnosen gefeit.

In Sachen Heilung mögen auch an sich hervorragende Ärzte irgendwann am Ende ihres Lateins und Selbsthilfe angekommen sein. Aber in Sachen Diagnose hüte man sich vor falschen Propheten.

Erfahrungsberichte

Meine körperlichen Beschwerden begannen kurz vor dem 40. Lebensjahr. Ärzte behandelten mein Trigemimus, Angina-Pectoris, Rückenschmerzen, Magen-Darm-Galle und Depressionen.

Durch die Medikamente kam kein gewünschter Erfolg. 1992 bekam ich Hinweise auf verschiedene Nahrungsergänzungen. Der Körper reagierte auch: Hautverbesserung, Nervenberuhigung und weniger oft Grippe. Leider hatte ich gedacht ich würde noch besseres Wohlbefinden haben.

Mein Hausarzt weiß, was ich alles nehme. Auch er gab mir etwas aus der Natur.

Trotzdem war ich nicht zufrieden. Eines Tages begann ich mit Vitaminprodukten eines deutschen Direktvertriebsunternehmens, die ich seit einigen Monaten nehme. Einen Ballaststoffdrink, Rotweinextrakt, Vitamin C, Morinda Citrifolia Kautabletten und Coenzym Q10.

Jetzt wurde alles durch Ärzte untersucht. Magen-Darm-Beschwerden und Galle kenne ich nicht mehr. Trigemimus hab ich mehr durch Vitamin B. Angina Pectoris, Cholesterin und Blutdruck haben sich ganz normalisiert. Mein Darm hat sich total verändert; kein Schmerz mehr.

Ich kann glasklar denken, die Haare wachsen sehr schnell und werden dicker. Morgens beginne ich den Tag mit Freude und meine Seele sagt mir, dass durch die Produkte Selbstheilungskräfte angeregt wurden und werden. Ich bin jetzt 68 Jahre und glücklicher als mit 40 Jahren.

Ilse Widmann
71364 Winnenden

Seit 1 ½ Jahren leide ich unter Ischias, einer sehr schmerzhaften Erkrankung. Ab Februar diesen Jahres ging ich zum Arzt und lies mich behandeln. Ich sollte Spritzen und Tabletten bekommen, die ich ablehnte, weil dies zusätzliches Gift für den Körper ist, das wieder andere Organe in Mitleidenschaft zieht.

Im Juli lernte ich Morinda Citrifolia Kautabletten kennen, durch die ich mich jeden Tag fast schmerzfrei bewegen kann.

Ich nehme früh ½ und abends ½ Kautablette.

Desweiteren schlafe ich jede Nacht schmerzfrei durch.

Manfred Weidinger
08223 Dorfstadt

Ich bin 75 Jahre alt, Journalist, Promotor und Gründer der Arbeitsgemeinschaft Vitalismus. Der Vitalismus ist die alte Lehre von Lebenskraft und Lebensfreude. Die wichtigste Lehre für die Menschheit: Sie ist untrennbar mit der Naturheilkunde verwurzelt. Ich habe gesundheitliche Probleme; Herz, Zucker, Galle und Nieren.

Seit 14 Tagen trinke ich täglich zwei Dosen „Ananassaft“ Ich versichere Ihnen, dass die Resultate spürbar verblüffend sind. Meine Verdauung funktioniert wieder und mein Allgemeinbefinden verbessert sich von Tag zu Tag.

Ich freue mich über unsere Begegnung und die zukünftige Zusammenarbeit.

Horst-Harald Wild
Journalist – DJV –
63263 Neu-Isenburg

VORHER: Chronische Verstopfung, ständige geschwollene Beine bis Knie, ganztägige Müdigkeit, ständig Sodbrennen, Magendruck, Völlegefühl, Haarausfall, gespaltene Fingernägel, Ödeme an den Beinen und im Gesicht.

HEUTE: Nach ca. 9 Monaten mit Rotweinextrakt, B-Vitaminen sowie Coenzym Q10 und Morinda Citrifolia Extrakt fühle ich mich 20 Jahre jünger, sehe auch 10 Jahre jünger aus! Meine Beine sind wieder schlank und glatt, so dass ich Stökkelschuhe anziehen kann. Mein Magen, ja die ganze Verdauung, hat sich soweit verbessert, dass ich – ohne Diät – bei ganz normalem Essen 16 kg abgenommen habe.

Haare und Fingernägel sind gewachsen und wesentlich kräftiger als je zuvor. Ebenso ist meine Haut samtweich und glatt geworden. Außerdem bin ich dieses Jahr tatsächlich ein wenig braun geworden –ohne Sonnenbrand. Allgemein hat sich mein Leistungsvermögen auf den Stand von vor 20 Jahren regeneriert.

Siegrid Klaus
36399 Freiensteinau

Ich hatte seit Jahren zu niedrigen Blutdruck (90 zu 60), fühlte mich schlapp und hätte ständig schlafen können. Mein Hausarzt sagte mir, ich solle nach dem Aufstehen ein Glas Sekt trinken. Das konnte nicht die richtige Lösung sein. Vitamine bzw. Nahrungsergänzungen sollten mir auf die Beine helfen. Ich probierte unterschiedliche Produkte von verschiedenen Firmen aus. Leider bekam ich von diesen Sachen dann Magenschmerzen, weil reine Askorbinsäure enthalten war, die ich nicht vertrug. Jetzt verstehe ich auch warum in der TV-Werbung immer gesagt wird: „zu Risiken und Nebenwirkungen....“.

Es kann sehr gefährlich sein, Askorbinsäure in Unmengen zu konsumieren, Magengeschwüre eingeschlossen.

Jetzt nehme ich seit ½ Jahr Rotweinextrakt und ein gepuffertes Vitamin C (verestert!) ich vertrage diese Produkte ausgezeichnet und mich fit und kerngesund.

Heidrun Häfner
98527 Suhl

Ich nehme seit 10 Jahren Nahrungsmittelergänzungen. Jedoch musste ich feststellen, dass mir dies für meine Gesundheit nicht erheblich viel gebracht hat.

Im November `99 lernte ich eine neue Produktgeneration eines deutschen Herstellers / Vertreibers kennen und war nach ca. 4 Wochen von diesen Produkten überzeugt.

Meine Probleme mit Krampfadern und Bluthochdruck habe ich mit Rotweinextrakt, gepuffertem Vitamin C, Coenzym Q10, einem Ballaststoffdrink und einer Ernährungsumstellung in den Griff bekommen. Die letzte Untersuchung durch meinen Arzt war ohne Beanstandungen

Christa Saft
98529 Suhl/Mörbend.

Im Januar dieses Jahres wurde ich von Freunden zu einem Vortrag über Ernährung und Nahrungsergänzung eingeladen. Da mich das Thema sehr interessierte, nahm ich die Einladung an und erhielt dort wertvolle Informationen, die mich überzeugten. Anschließend probierte ich gleich einen Ballaststoffdrink, ein Basispräparat speziell für Frauen und die Rotweinextrakt Kautabletten.

Mit Beginn der Wechseljahre litt ich bei Wetterwechsel unter ganz schrecklichen Migräneanfällen, die generell 2 Tage anhielten und mir selbst das Zähneputzen zu einer Tortour werden ließen.

Nach bereits einem Monat, ich hatte jeweils 3 Tabletten gegessen, blieben die starken Krämpfe aus, und ich verspürte nur noch einen leichten Druck.

Nach nur 3 Monaten bin ich davon gänzlich erlöst und fühle mich auch sonst richtig frisch und munter, bin nicht mehr so müde und habe auch morgens keine Anlaufschwierigkeiten mehr. Ich bin meinen Freunden von ganzem Herzen dankbar dafür, dass sie mich damals auf diesen Ernährungsvortrag eingeladen haben.

Inge Mayer
50931 Köln

Ich nehme schon seit vielen Jahren Nahrungsergänzungsprodukte. Sie haben mir zwar Verbesserungen meines allgemeinen körperlichen Zustandes gebracht, allerdings nicht das, was ich erhofft hatte.

Ich habe meine Ernährungsgewohnheiten umgestellt und nehme seit mehreren Monaten Rotweinkautabletten, Bio-Energie-Komplex, Spirulina, Coenzym Q 10 und seit einigen Wochen den Morinda Citrifolia Kautabletten.

Meine Probleme mit Osteoporose und Bluthochdruck sind schon längere Zeit beseitigt. Bei der letzten Untersuchung wurde festgestellt, dass meine Blutwerte allesamt einschl. Cholesterin einwandfrei in Ordnung sind und ein Geschwür (Zyste) an der Niere verschwunden ist.

Gerda Faulhaber
98714 Stützerbach

Ich bin Arzt und 35 Jahre alt. Ich war auch nicht krank aber skeptisch und der einzige Grund, warum ich Nahrungsergänzungsprodukte ausprobiert habe, war der Wunsch zu beweisen, dass Vitamine, Mineralstoffe, Fruchtextrakte und Spurenelemente keine Wundermittel sind und nichts besonderes bewirken.

Im Laufe der Ernährungsumstellung mit Hilfe von Nahrungsergänzungs-Produkten habe ich allerdings folgendes gemerkt:

- nach 4 Tagen Rotweinextrakt, etwa 150 mg/Tag, wachte ich früher auf und der Schlaf war erholsam. Ich war total ausgeschlafen und voller Energie – schon früh am Morgen.
- Ich konnte viel leichter Treppen steigen, es machte mir nichts mehr aus, wenn ich etwas im Auto vergessen habe und noch mal diese 48 Stufen zu meiner Wohnung steigen musste.
- Beim langen Autofahren hatte ich weniger Kribbeln in den Händen und Füßen.

Zusammenfassend, auch wenn ich nicht krank war, habe ich trotzdem neue Qualität im Leben gefunden. Kleine (aber lästige) Beschwerden, mit denen ich mich abgefunden hatte und die ich früher für normal in dem Alter hielt, waren verschwunden.

Dr.med. Valentin Barta, 36396 Steinau

Als 35jährige glaubte ich gesund zu sein. Mir fehlte ja nichts!

Ich war in meinem bisherigen Leben nur zweimal im Krankenhaus, und mir ging es gut. Ab und zu mal eine Erkältung war ja normal, oder!?

Im Zuge meiner Ernährungsumstellung und nachdem ich Nahrungsergänzungen regelmäßig gegessen hatte, merkte ich, dass ich viel leichter um 4.00 Uhr morgens aufstehen und in die Arbeit gehen kann, ohne den halben Tag müde zu sein. Auch bin ich wesentlich besser in Form, obwohl ich oft viel Stress habe.

Meinen Erfahrungen zur Folge, kann ich Nahrungsergänzungen allen nur wärmstens empfehlen

Irmgard Barta
36396 Steinau/Str.

Vor Jahrzehnten wurde bei mir eine LSB (Links-Schenkelblockade am Herzen) festgestellt.
Der Blutfluss durch die linke Herzhälfte ist also gestört. Das führte oft zu erheblichen Herzkrämpfen, Luftnot, Schwäche und Angstzuständen.
Vor 3 Jahren lernte ich Nahrungsergänzungen kennen und befasste mich intensiv damit.

Ob sie mir helfen? Ich wollte es genau wissen. Dazu brauchte ich meinen konkreten Krankheits-Stand. Bei der Untersuchung beim Kardiologen ermahnte er mich, endlich Blutverdünnungsmedikamente zu nehmen, desweiteren eine Herzkatheteruntersuchung durchführen zu lassen, mit dem Hinweis, ich sei ja schon älter und müsse auch mal an einen Herzschrittmacher denken.

Das reichte mir! Lächelnd lehnte ich alles ab und begann nun gezielt mit meinem Nahrungsergänzungsprogramm.

Vor einem Jahr lernte ich Produkte kennen, die mir noch intensiver halfen meine Gesundheit zu stabilisieren.

Herzbeschwerden und Erkältungen kenne ich nicht mehr. Selbst bei der großen Hitze von über 30° C fühlte ich mich wie ein Fisch im Wasser, obwohl ich über 2 Stunden der direkten Sonne ausgesetzt war. Ich bin vital, belastbar und voller Lebensfreude. Mein Immunsystem ist sehr stabil (bestätigte eine Blutuntersuchung).

Die kontinuierliche, abgestimmte Zufuhr von Nahrungsergänzungen hat sich ausgezahlt.

Medikamente kenne ich nicht und möchte auch in Zukunft dafür kein Geld ausgeben.

Das investiere ich voller Freude in meine Gesundheit.

Brigitte Störmer
Eisenach

Am Sonntag, den 26 Juni, besuchte ich meine Mutter im Krankenhaus Friedrichroda. Im Zweibettzimmer lag Frau Trescher. Nachdem ich beiden Frauen Morinda Citrifolia Kautabletten zur Verköstigung gegeben hatte, bin ich wieder nach Hause gefahren.

Am Montag hatte meine Mutter angerufen und gesagt, dass die Krankenschwester sichtlich erstaunt war, als sie den Blutzuckerwert kontrollierte und er über Nacht 2 bis 3 Punkte heruntergegangen war.

Nach mehreren Jahren hohem Blutzuckerwert (9,8; 11,4) jetzt, bei ½ Tablette Morinda Citrifolia Kautabletten pro Tag, nach 1,5 Wochen ein Wert von ca. 5,5 – 6,0 (wird im Krankenhaus nicht mehr gemessen, da unbedenklich, vorher wurde nach jedem Essen eine Kontrolle gemacht).

Matthias Heß
für Maria Trescher
Langenhein

Mein Sohn Sebastian ist 16 Jahre alt.

Mit 1 Jahr bekam er Bronchitis, inzwischen hat er chronisches Asthma bronchiale, Allergien u.a. Frühblüher, Hausstaub, Neurodermitis. Er bekommt auch bei viel Stress Asthmaanfälle, gerade hat er Abschlussprüfungen in der Schule.

Seit 15 Jahren bekommt er kortisonhaltige Medikamente und Sprays. Damit grippale Infekte und schwere Erkältungen nicht zum Asthmaanfall werden oder er diese Erkältung oder Grippe nicht 8 Wochen mit sich herum trägt, bekommt er oft Antibiotika und Hustenblocker verschrieben. Damit ist die Geschichte dann nach 14 Tagen meist o.k. Diese Erkältungen oder Infekte hat er aber seit Jahren ca. alle 2-3 Monate oder bei Wetterwechsel oder Stress. Seit Jahren nimmt er einen Hub Viani am Morgen und einen am Abend, vorher alle Arten von Asthma-Medikamenten und Sprays. Sebastian hat 1 Woche eine schwere Erkältung, bekommt dazu am 06.06.2000 Fieber, am Abend knapp 39° C, am 07.06.2000 früh schon 38,5° C. Am 07.06.2000 telefonierte ich mir Herrn Derlet: Ich sollte es doch einmal mit einem Vitaminmix bei Sebastian probieren. Gleichzeitig ging Sebastian am 07.07.2000 vormittags zu unserem Hausarzt, um zu sehen wie schlimm das Asthma oder die Infektion ist.

Er bekam verschrieben: Einen Hustenblocker und ein Antibiotika. Er hat es nicht eingenommen.

Er hat getrunken:
Einen Vitaminmix aus 1 Dose frischen Ananassaft, aufgelöst von gepuffertes Vitamin C, 3 Rotweinkautabletten, 2 BEK – Multivitammin-Kautabletten (diesen Mix hat er noch zwei weitere Tage vormittags eingenommen). Am gleichen Abend war das Fieber und die Atemnot weg. Am nächsten Tag blieb er noch einmal von der Schule fern, fieberfrei.

Am 09.06.2000 durfte Sebastian mit meiner Genehmigung sogar mit auf das Jugend-Feuerwehr-Pfingstzeltlager. Ob nur der Vitaminmix gewirkt hat oder die positiven Gedanken, da mein Sohn seit Jahren bei solchen Veranstaltungen wenn er Beschwerden hatte oder krank war, nicht teilnehmen durfte? Ich weiß es nicht!

Wissen Sie was das für eine Mutter bedeutet, deren Kind seit 15 Jahren schwer krank ist? Wir sind begeistert.

Petra Wolf
Rannungen

Geben Sie diese Informationen weiter !

Wir fordern Sie auf diese Informationen weiterzugeben. Sorgen Sie dafür, dass Ihre Familienmitglieder, Freunde und Arbeitskollegen diese Informationen erhalten, denn Gesundheit ist machbar!

Warum Sie dies tun sollten?

Es ist kaum zu glauben welches Glücksgefühl für Sie daraus erwächst, wenn Sie einem anderen Menschen helfen, eine positive Veränderung in seinem Leben herbeigeführt zu haben.

Tun Sie es jetzt!

Bleiben Sie gesund ...

Dragan Manzano und Helmut Derlet

Bücher und Audios des Verlags erhalten Sie im gutsortierten Buchhandel oder im Internet unter:

www.businesspoint.de

Hier finden Sie auch eine Auswahl an Büchern und Audios zu verschiedenen Wirtschaftsthemen, NLP, Erfolg, Perönlichkeitsentwicklung und Entspannungsprogramme.

Selbstverständlich können Sie auch telefonisch oder schriftlich bestellen.

BusinessPoint MEDIA
Fon: +49 (0)711 / 578 846-50
Fax: +49 (0)711 / 578 04 93
e-mail: info@businesspoint.de
www.businesspoint.de